Susanne Nagele, Angelika Feichtner

Lehrbuch der Palliativpflege

Susanne Nagele, Angelika Feichtner

Lehrbuch der Palliativpflege

facultas

Bibliografische Information Der Deutschen Bibliothek

Die Deutsche Bibliothek verzeichnet diese Publikation in der Deutschen Nationalbibliografie;
detaillierte bibliografische Daten sind im Internet über http://dnb.ddb.de abrufbar.

Copyright © 2005 Facultas Verlags- und Buchhandels AG, Wien
Facultas Universitätsverlag, Berggasse 5, A-1090 Wien
Alle Rechte, insbesondere das Recht der Vervielfältigung und der Verbreitung
sowie der Übersetzung, sind vorbehalten.
Umschlaggestaltung: A + H Haller
Umschlagfoto: Buenos Dias
Fotos im Innenteil: Sr. Rita Jäger (S. 81), Hospizteam Innsbruck (alle anderen)
Lektorat: Barbara Köszegi
Innengestaltung: Grieder Graphik, 2083 Pleißing
Druck: Facultas AG
Printed in Austria
ISBN 3-85076-685-3

Inhalt

Vorwort 9
Danksagung 10

1 **Palliative Care** 11
   1.1 Vom Umgang mit dem Tod in unserer Gesellschaft 11
      1.1.1 Der Tod in früheren Zeiten 11
      1.1.2 Der Tod in unserer heutigen Gesellschaft 13
      1.1.3 Die eigene Endlichkeit 14
   1.2 Begriffserklärungen 15
      1.2.1 Palliative Care 15
      1.2.2 Die Hospizbewegung 16
      1.2.3 Die Hospizbewegung in Österreich 18
      1.2.4 Organisationsformen von palliativen
            Betreuungseinrichtungen 20
      1.2.5 Das Hospizteam 25
   1.3 Arten der Zusammenarbeit 26
      1.3.1 Multiprofessionelle und interprofessionelle
            Zusammenarbeit 26
      1.3.2 Das interdisziplinäre/interprofessionelle Team 28
      1.3.3 Wesentliche Punkte für eine gute Zusammenarbeit ... 29
      1.3.4 Teamfähigkeit 32
      1.3.5 Inhalt der interprofessionellen Zusammenarbeit ... 32

2 **Der Sterbeprozess** 36
   2.1 Sterben ist ein Teil des Lebens 36
      2.1.1 Wann beginnt der Sterbeprozess? 36
      2.1.2 Die Terminalphase 37
   2.2 Stadien des Sterbens 40
      2.2.1 Das Sterbephasenmodell nach Kübler-Ross 40
      2.2.2 Die drei Stadien im Sterbeprozess von Monika Renz .. 41

3 **Bedürfnisse Sterbender** 44
   3.1 Alltagsbedürfnisse 44
      3.1.1 Körperliche Bedürfnisse 44
      3.1.2 Bedürfnisse aufgrund von veränderten
            Sinneswahrnehmungen 46

Palliativpflege

　　　　　3.1.3　Seelisch/spirituelle Bedürfnisse 50
　　　3.2　Religiöse Begleitung Sterbender 51
　　　　　3.2.1　Sinn des Lebens, Tod und Religion 51
　　　　　3.2.2　Sensible Bereiche in der religiösen Begleitung
　　　　　　　　Sterbender 55
　　　　　3.2.3　Haltung der Pflegepersonen 60
　　　3.3　Der Umgang mit dem verstorbenen Menschen 60
　　　　　3.3.1　Sichere und unsichere Todeszeichen 60
　　　　　3.3.2　Pflegemaßnahmen für den verstorbenen Menschen .. 62
　　　　　3.3.3　Abschied nehmen 66

4　**Kommunikation in der Palliative Care** 71
　　　4.1　Kommunikationsgrundlagen 72
　　　　　4.1.1　Kommunikationskanäle 72
　　　　　4.1.2　Aktives Zuhören 74
　　　4.2　Kommunikation mit Sterbenden 75
　　　　　4.2.1　Die Sprache sterbender Menschen 75
　　　　　4.2.2　Nonverbale Kommunikation in Form von
　　　　　　　　Berührung 76
　　　4.3　Von der Wahrheit am Krankenbett 79
　　　　　4.3.1　Was bedeuten Wahrheit und Wirklichkeit? 79
　　　　　4.3.2　Der Wunsch nach Wahrheit 79
　　　　　4.3.3　Bewusstheitskontexte 82
　　　4.4　Das Aufklärungsgespräch 84
　　　　　4.4.1　Grundsätze eines Aufklärungsgespräches 86
　　　　　4.4.2　Spezielle Aspekte zur Vorgehensweise 88
　　　　　4.4.3　Pflegerische Aufgaben im Umgang mit der Wahrheit .. 89

5　**Psychohygiene** 92
　　　5.1　Maßnahmen zur Psychohygiene 92

6　**Symptomkontrolle** 97
　　　6.1　Trockene Mundschleimhaut (Xerostomie) 98
　　　　　6.1.1　Möglichkeiten zur Mundpflege 99
　　　　　6.1.2　Terminale Dehydration 101
　　　6.2　Atemnot (Dyspnoe) 101
　　　　　6.2.1　Symptome der Atemnot 102
　　　　　6.2.2　Therapie der Atemnot 102
　　　　　6.2.3　Pflegerische Maßnahmen 104
　　　　　6.2.4　Death rattle 107
　　　6.3　Ulzerierende Wunden 107
　　　　　6.3.1　Pflegerische Handlungen 108

6.4 Übelkeit und Erbrechen 109
    6.4.1 Ursachen von Übelkeit und Erbrechen 109
    6.4.2 Anamnese von Übelkeit und Erbrechen 110
    6.4.3 Therapie 112
    6.4.4 Pflegerische Maßnahmen 112
6.5 Unruhe und Verwirrtheit 113
    6.5.1 Unruhe 113
    6.5.2 Verwirrtheit 113

7 Das Symptom Schmerz 118
7.1 Das Schmerzerleben 119
    7.1.1 Bedeutung des Schmerzes 119
    7.1.2 Einteilung der Schmerzen nach Entstehungsort 119
    7.1.3 Einteilung der Schmerzen nach der Zeit 120
    7.1.4 Was den Schmerz beeinflusst 121
    7.1.5 Schmerzdimensionen 122
    7.1.6 Die individuelle Schmerzeinschätzung 124
    7.1.7 Das Schmerzassessment 124
    7.1.8 Schmerz und Lebensqualität 128
7.2 Schmerztherapie ohne Medikamente 130
    7.2.1 Physikalische Therapie 130
    7.2.2 Entspannungstechniken 133
    7.2.3 Hauptaufgaben von Pflegepersonen in der Schmerztherapie 135
7.3 Die medikamentöse Schmerztherapie 135
    7.3.1 Das Stufenschema der WHO zur Schmerzbehandlung 136
    7.3.2 Opioide 137
    7.3.3 Pflegerische Aufgaben in Zusammenhang mit der Schmerztherapie 140
7.4 Komplementäre Unterstützungsangebote 141

8 Begleitung von Angehörigen und Bezugspersonen 147
8.1 Die Bedeutung von Bezugspersonen für die PatientInnen ... 147
8.2 Häufige Ängste Angehöriger 148
8.3 Herausforderungen 149
    8.3.1 Herausforderungen für die Beziehung PatientIn/Angehörige 149
    8.3.2 Herausforderungen für die Beziehung Angehörige/Pflegepersonal 151

9 Trauer 154

- 9.1 Umgang mit Trauer in unserer Gesellschaft 155
- 9.2 Trauerarbeit 156
  - 9.2.1 Trauermodelle 156
  - 9.2.2 Normale/gesunde Trauerreaktionen 158
  - 9.2.3 Die pathologische/starke Trauer 160
  - 9.2.4 Risikofaktoren für den normalen Trauerverlauf 161
  - 9.2.5 Auswirkungen der Trauer auf die Familie 163
- 9.3 Trauerbegleitung 164

10 Tod und Kinder 167

- 10.1 Was verstehen Kinder unter Tod? 167
  - 10.1.1 Todeskonzepte von Kindern 168
  - 10.1.2 Spezifisches Trauerverhalten von Kindern 169
  - 10.1.3 Schuldgefühle trauernder Kinder 170
- 10.2 Unterstützende Maßnahmen zur Trauerbewältigung bei Kindern 171
  - 10.2.1 Offener und ehrlicher Umgang 171
  - 10.2.2 Abschied nehmen und Trauerrituale miterleben dürfen 173
- 10.3 Unheilbar kranke Kinder 174

11 Sterbehilfe 177

- 11.1 Die verschiedenen Formen der Sterbehilfe 177
  - 11.1.1 Passive Sterbehilfe 177
  - 11.1.2 Aktive indirekte Sterbehilfe 178
  - 11.1.3 Aktive, direkte Sterbehilfe 178
  - 11.1.4 Die gesetzliche Lage 179
  - 11.1.5 Haltung der Hospizbewegung zur aktiven Sterbehilfe 180
- 11.2 Die Patientenverfügung (Willenserklärung) 182
  - 11.2.1 Inhalt und Umgang mit einer Patientenverfügung ... 182

Literatur 185

Register 189

Vorwort

In den Ausbildungen in Medizin und Pflege geht es vorrangig um Wiederherstellen der Gesundheit und um Rehabilitation. Wenn es aber nicht mehr um eine Besserung des Krankheitszustandes gehen kann und wenn deutlich wird, dass das Sterben begonnen hat, sind andere Haltungen gefragt.

Palliative Pflege unterscheidet sich grundlegend von rehabilitierender Pflege. Alle Maßnahmen orientieren sich am Wohlbefinden der Kranken. Neben einer effektiven Behandlung der Schmerzen und belastender Symptome gilt es auch bei schwerster Erkrankung ein hohes Maß an Lebensqualität und persönlicher Gestaltungsmöglichkeit zu erhalten. Wie viel Lebensqualität Menschen mit fortgeschrittener, terminaler Erkrankung haben, hängt stark von den Fähigkeiten und der Haltung der Pflegenden und anderer professioneller BetreuerInnen ab.

Deshalb war es uns ein Anliegen, ein praxisnahes Lehrbuch zu verfassen, das den Bedürfnissen der Studierenden entgegenkommt. Dieses Buch soll Mut machen, sich mit den Ängsten sterbender Menschen und auch mit den eigenen auseinander zu setzen.

Der Inhalt dieses Buches ist angelehnt an das Curriculum der Diplomausbildung der Gesundheits- und Krankenpflegeschulen Österreichs. Wir hoffen, dass uns im Inhalt ein ausgewogenes Verhältnis von theoretischen Erklärungen und praktischen Beispielen gelungen ist.

> Unter **Pflegepersonen** sind die diplomierten Gesundheits- und Krankenpflegepersonen zu verstehen sowie auch PflegehelferInnen, sofern die jeweilige Tätigkeit in ihren gestzlichen Tätigkeitsbereich fällt.

Unsere Aufgabe als Pflegepersonen im Palliativbereich sehen wir vor allem darin, Bedingungen zu schaffen, die es den Kranken und ihren Angehörigen möglich machen, die Zeit des Sterbens als eine besonders wertvolle Zeit zu erleben, sie individuell zu gestalten, Abschied nehmen zu können und vor allem am Leben teilnehmen zu können – bis zuletzt!

Hinweise zum Gebrauch dieses Buches

Die Lernziele eines jeden Kapitels sind in in einer eigenen Schrift hervorgehoben.

Lernziele

Im Text verwendete und den LeserInnen vielleicht unbekannte Begriffe sind in der Randspalte erklärt und mit einem Lexikonsymbol gekennzeichnet.

> **Unbekannte Begriffe** werden in der Randspalte erklärt.

  Merksätze bzw. Kernstoff sind blau unterlegt und mit einem Kreissymbol gekennzeichnet.

Verweise auf Bilder oder Texte sind mit einem blauen Pfeil → gekennzeichnet.

Anregung

 Anregungen für die praktische Arbeit sind grau unterlegt.

Beispiele:

…sind ein wenig kleiner gesetzt und am rechten Rand mit einem blauen Balken gekennzeichnet.

„ Wörtliche **Literaturzitate** sind ebenfalls in kleinerer Schrift gesetzt und mit blauen Anführungszeichen versehen. "

 Am Ende jedes Kapitels steht eine Zusammenfassung, die die wichtigsten Lerninhalte noch einmal kurz umreißt.

Wissenstest

Die Fragen zur Wissensüberprüfung dienen der Prüfungsvorbereitung.

Jedes Kapitel wird mit **Literaturangaben** abgeschlossen.

Danksagung

Wir möchten an dieser Stelle einer Reihe von Personen danken, die uns bei der Erstellung dieses Buches sehr unterstützt haben:

Hrn. Univ.-Prof. Dr. Hans Rotter (Theologe und Krankenhausseelsorger am Krankenhaus St. Vinzenz, Zams)

Fr. Beate Zangerl (Direktorin der Gesundheits- und Krankenpflegeschule St. Vinzenz, Zams)

Hrn. OA Dr. Andreas Wolf (Leiter der Schmerzambulanz am Krankenhaus St. Vinzenz, Zams)

Fr. Dr. Christine Centurioni (leitende Psychoonkologin des Krankenhauses St. Vinzenz, Zams)

Fr. Sr. Rita Jäger (Hobbyfotografin und Heimleitung der Gesundheits- und Krankenpflegeschule St. Vinzenz, Zams)

Fr. Mag. Claudia Nemeth (Österreichisches Bundesinstitut für Gesundheitswesen)

Für die Bereitschaft zur Diskussion, für die konstruktive Kritik sowie für die fachliche und menschliche Unterstützung bedanken wir uns bei den MitarbeiterInnen des Hospiz Innsbruck sowie beim Team der Gesundheits- und Krankenpflegeschule St. Vinzenz, Zams.

Schließlich bedanken wir uns bei Fr. Mag. Sabine Schlüter und bei Fr. Barbara Köszegi für das Lektorat, bei dem sie besonders viel Feingefühl und Kompetenz bewiesen haben, sowie bei Fr. Petra Hohenauer für die Idee zu diesem Buch.

1 Palliative Care

Lernziele

Nach dem Studium dieses Kapitels sollten Sie ...

... einen groben Einblick in die geschichtlich-gesellschaftliche Wahrnehmung des Themas Tod und Sterben haben.

... sich auch persönlich mit dem Thema Tod und Sterben auseinander gesetzt haben.

... die Ziele und Inhalte der Palliative Care und der Hospizbewegung kennen.

... Kenntnisse über die geschichtliche Entwicklung der Hospizbewegung haben.

... über die aktuelle Situation und den geplanten Ausbau der palliativen Einrichtungen in Österreich Bescheid wissen.

... Kriterien für die Qualitätssicherung in palliativen Einrichtungen kennen.

... die interprofessionelle Zusammenarbeit als Bereicherung für das eigene berufsspezifische Wissen und für die umfassende Betreuung der PatientInnen erkennen.

... verstehen, dass es notwendig und fruchtbar ist, die unterschiedlichen Professionen als gleichberechtigt zu sehen.

... wissen, aus welchen Berufsgruppen sich ein Palliative-Care-Team zusammensetzt.

... wissen, dass alles interprofessionelle Bemühen vorrangig auf die Bedürfnisse der PatientInnen ausgerichtet ist.

... wesentliche Grundsätze einer guten interdisziplinären Zusammenarbeit kennen.

1.1 Vom Umgang mit dem Tod in unserer Gesellschaft

1.1.1 Der Tod in früheren Zeiten

Schon immer hat sich die Menschheit mit dem Thema Tod auseinander gesetzt und schon immer glaubte man an ein Weiterleben nach dem Tod. Bereits bei Frühformen des Homo sapiens (Homo sapiens neandertalensis) konnten 100.000 bis 40.000 Jahre alte Zeugnisse von Begräbnisriten gefunden werden (vgl. Leakey 1981, S. 54). Für die Menschen der Frühzeit waren Mythen für das Verständnis und den Umgang mit dem Tod von zentraler Bedeutung (vgl. Nassehi/Weber 1989, S. 69).

> **Mythos** = eine Erzählung von Ereignissen einer Götter- oder Heldengeschichte, die sehr oft fantastische Elemente enthält. Sage oder Dichtung von Göttern, Helden und Geistern; legendäre, glorifizierte Person oder Sache.

Auch für die Ägypter bedeutete der Tod nicht das Ende, sondern eine Möglichkeit zu einer neuen, mächtigen Existenzform zu gelangen, was durch Totenrituale wie Grablegungen, Reinigungen, Einbalsamierungen und Opfergaben ausgedrückt wurde. Im ägyptischen Totenbuch findet sich eine Sammlung von Gebeten, Beschwörungen, Mythen, Hymnen und magischen Formeln, die sich auf den Tod und die Reise ins Jenseits beziehen (vgl. Barloewen 2000, zit. in Student 2004, S. 133).

Auch der Buddhismus setzte sich mit dem Thema Tod und Sterben intensiv auseinander. Im Tibetischen Totenbuch werden die Geschehnisse rund um Tod und Sterben näher erläutert und Lebende auf dieses große Ereignis vorbereitet.

Im europäischen Raum entstand im 15. Jh. die Ars-moriendi-Literatur. Sie galt als Anleitung für ein friedliches Sterben genauso wie für ein sinnerfülltes Leben. Es sind darin u. a. die Versuchungen eines Sterbenden bildlich dargestellt, denen es zu widerstehen gilt, um in den Himmel zu gelangen: Versuchungen des Glaubens, der Verzweiflung, der Ungeduld und des Hochmuts stehen dem Trost durch Ermutigung im Glauben, durch Zuversicht, Geduld und Demut gegenüber.

Die Krankheitsepidemien des Spätmittelalters verursachten ein enormes Bevölkerungssterben und erzwangen eine neue und intensive Auseinandersetzung mit dem Tod. Der Tod war überall. Der „Schwarze Tod" dezimierte an manchen Orten die Bevölkerung in nur wenigen Tagen um bis zu 75 %. So beschreibt J. Fest (1986) eindrucksvoll das Szenario:

> **Der Schwarze Tod** = die Pest. Dieser Infektionskrankheit fiel im Mittelalter ein Drittel der Bevölkerung Europas zum Opfer.

> *„Tag und Nacht hallten die Totenglocken durch die leerer werdenden Städte. Eine wahre Prozessionsmanie erfaßte die Menschen. Barfuß, mit Asche auf dem Haupt, in den Händen Kerzen und Reliquien tragend, versammelten sie sich für Tage, oft auch über Wochen, zu ausgedehnten Umzügen, weinend, psalmodierend und unter düsteren Rufen zu Umkehr und Buße mahnend, manche schlugen sich mit Henkerstricken, die sie um den Hals gelegt hatten. Man kann in diesen Prozessionen, insbesondere in den Geißlerfahrten und dem Flagellantenwesen, auswüchsige Formen der Fürbitte um einen vorbereiteten Tod sehen. Aber daneben verzeichnen die Chroniken auch Zusammenrottungen der Gewalt, erotische Exzesse, Judenverfolgungen, Tanzpsychosen und andere Follien, ganz als habe die Menschheit ihr statisches Zentrum eingebüßt; sagen ließe sich auch, sie habe die lange gesichert scheinende Todesvorstellung verloren."*
>
> (Fest 1986 zit. von Nassehi/Weber, S. 115)

Bis ins 18. Jh. blieben Tod und Sterben immer ein Geschehen, das in der Gemeinschaft stattfand, die Sterbenden wurden nicht isoliert. Alle nahmen gemeinsam an Zeremonien und Ritualen (Messen, Gebeten etc.) teil.

Ab dem 19. Jh. begann sich der Umgang mit dem Tod zu verändern. Ariès spricht von der „Verwilderung des Todes" (Ariès 1997, S. 715–746). Zunehmend empfand man den Anblick eines Sterbenden und sein Leiden, sein Schreien und seine Ekel erregenden Gerüche als unerträglich (vgl. Ariès 1997, S. 788). Man versuchte sogar dem Sterbenden selbst den bevorstehenden Tod zu verheimlichen.

1.1.2 Der Tod in unserer heutigen Gesellschaft

> Der Tod ist uns allgegenwärtig und doch seltsam fremd, er wird medial inszeniert und peinlich gemieden. Vermutlich haben in der Menschheitsgeschichte noch nie so viele Menschen so viele Tote und Todesarten gesehen und dennoch gleichzeitig persönlich so wenig Berührung mit Sterbenden oder einem Leichnam gehabt.
>
> *(Student et al 2004, S. 11)*

Diese Situation spiegelt das Spannungsfeld deutlich wider, in dem sich unsere heutige Gesellschaft mit dem Thema Tod und Sterben auseinander setzt. Der Tod betrifft jeden von uns, doch wird er als etwas erlebt, was nur anderen geschieht. In unserer Leistungsgesellschaft ist kein Platz mehr für den Tod, was sich an der Institutionalisierung des Sterbens erkennen lässt: Ca. zwei Drittel der Menschen sterben heute in Institutionen wie Krankenhäusern oder Pflegeheimen. Dadurch erleben die Gesunden das Sterben ihrer Angehörigen nicht mehr in der Weise mit, wie das früher der Fall war, als die Menschen größtenteils zu Hause im Kreis ihrer Familie verstarben.

Das Sterben findet heute wesentlich häufiger in Institutionen statt als in den eigenen vier Wänden.

Wegen der Möglichkeiten, die die moderne Medizin hat, Leben zu verlängern, erscheint das Sterben häufig als Niederlage und nicht als natürlicher Vorgang, der Teil des menschlichen Lebens ist. Auf Intensivstationen wird deutlich, wie sehr Sterben heute durch die moderne medizinische Technik charakterisiert und beeinflusst wird. Häufig findet der Abschied der Angehörigen unter besonders schwierigen Bedingungen statt. Das ist auch Ausdruck der gesellschaftlichen Ausgrenzung von Tod und Sterben.

> Das Verdrängen des Todes im doppelten Sinne, lebensweltlich in Institute und mental in einer Abwehrhaltung, wirkt sich zwangsläufig auch auf den Prozess aus, der zum Tod führt, also das Sterben und sogar auf die Zurückbleibenden und ihre Trauer. Sterben, Tod und Trauer betreffen als die viel-

leicht letzten Tabus der Moderne aber Menschen, die gerade in diesen Grenzsituationen ganz besondere Unterstützung brauchen. „

(Strege/Busche 1999)

Die Verbreitung des Hospizgedankens wirkt dem Ausgrenzen des Todes in unserer Gesellschaft entgegen und trägt wesentlich dazu bei, das Sterben als natürlichen Bestandteil des Lebens in unsere Gemeinschaft zurückzuholen.

Zahlreiche Menschen bemühen sich durch breit angelegte Öffentlichkeitsarbeit, ein Bewusstsein für die Notwendigkeit zu schaffen, dieses Ziel zu verwirklichen.

1.1.3 Die eigene Endlichkeit

In unserem Leben müssen wir immer wieder Abschied nehmen. Neben den großen Abschieden gibt es auch viele kleine, fast alltägliche Abschiede. Immer wieder müssen wir Pläne und Vorhaben aufgeben, aus den unterschiedlichsten Gründen Einschränkungen hinnehmen. Kleine wie auch größere Verluste sind Gelegenheiten, das Loslassen zu üben. Dies ist ein lebenslanger Prozess, der für uns Menschen nicht einfach ist.

Es fällt uns schwer, uns frühzeitig mit der Begrenztheit unseres Lebens und mit dem Tod zu befassen. Werden wir dann mit schmerzlichen Verlusterlebnissen konfrontiert, entstehen sehr leidvolle Situationen.

In der Betreuung sterbender Menschen werden wir unweigerlich mit unserer eigenen Endlichkeit konfrontiert. Wir kommen mit unserem eigenen Sterben in Berührung.

Sich dem Sterben anderer Menschen anzunähern, sich dieser Herausforderung zu stellen, kann ein erster Schritt zur eigenen Auseinandersetzung mit dem Thema Tod und Loslassen sein. Neben der Belastung, die diese Konfrontation mit sich bringt, birgt sie auch enorme Chancen für unsere persönliche Entwicklung.

Anregung

 Nehmen Sie sich 20 Minuten Zeit für diese Übung. Vielleicht möchten Sie auch noch andere Personen dazu einladen?
Stellen Sie Malgegenstände Ihrer Wahl und ein Zeichenblatt sowie auf Wunsch auch entsprechende ruhige Musik bereit. Beginnen Sie auf die Frage „Was bedeutet Tod für mich?" ganz spontan zu malen. Besprechen Sie die Bilder anschließend miteinander.
Sie können für diese Übung auch andere kreative Materialien (z. B. Ton) verwenden.

1.2 Begriffserklärungen

1.2.1 Palliative Care

Der Begriff „palliativ" kommt vom lateinischen Wort „pallium" = „Mantel, Hülle, Bedeckung", bzw. palliare = „mit einem Mantel bedecken".

Der englische Begriff „Care" lässt sich wörtlich nur schwer ins Deutsche übertragen. Am ehesten bedeutet „Care" „Versorgung" im Sinne einer umfassenden Begleitung, Betreuung und Pflege von PatientInnen. In Österreich wird der Begriff Palliative Care häufig nicht übersetzt, sondern als englischsprachiger Begriff verwendet (vgl. Pleschberger 2002, S. 15).

Palliativpflege und Palliativmedizin sind beides Teildisziplinen der Palliative Care. Sie ergänzen und verstärken einander, um ein Ziel zu erreichen.

Ziele der Palliative Care

- In der Palliative Care geht es darum, Menschen mit einer unheilbaren, der kurativen Medizin nicht zugänglichen und weit fortgeschrittenen Erkrankung in ihrer letzten Lebensphase optimal zu betreuen.

  Die Betreuung richtet sich nicht nur an PatientInnen mit onkologischen Erkrankungen (wenngleich sie die größte Zielgruppe darstellen), sondern auch an jene Menschen, welche von anderen unheilbaren Erkrankungen betroffen sind, unabhängig von ihrem Alter.

- Ziel ist es auch, die bestmögliche **Lebensqualität** für die Betroffenen und ihre Angehörigen zu erhalten/wiederzuerlangen und auf subjektive **Krankheitssymptome** wie z. B. Schmerzen oder andere physische, psychische, spirituelle und soziale Probleme lindernd einzuwirken.

- Die PatientInnen sollen so lange wie möglich ein **aktives Leben** führen können. Dabei stehen der bzw. die Betroffene und seine bzw. ihre Bezugspersonen im Mittelpunkt allen Bemühens.

> **kurativ**, von lat. curare = heilen. Kurative Medizin = heilende Medizin, auf Heilung ausgerichtet

> **Angehörige** = im weiteren Verlauf des Buches alle für den Patienten oder die Patientin wichtigen Bezugspersonen

 Palliative Maßnahmen dienen der Symptomkontrolle und zielen auf eine positive Beeinflussung der Lebensqualität ab.

Die WHO beschreibt Palliative Care (1990) folgendermaßen:

Palliative Care…

- unterstreicht, dass Tod und Sterben normale Vorgänge des Lebens sind,
- beschleunigt den Tod nicht, verzögert ihn aber auch nicht,

> **WHO** = World Health Organization, Weltgesundheitsorganisation. Die Website der WHO bietet Informationen über Gründung, Aufgaben, aktuelle Projekte und Maßnahmen: www.who.int

Palliativpflege

- schafft Linderung von Schmerzen und anderen belastenden Symptomen,
- schließt psychische und spirituelle Aspekte der PatientInnenversorgung mit ein,
- ist ein Unterstützungsangebot, um den PatientInnen zu helfen, so aktiv wie möglich bis zum Tod zu leben,
- ist ein Unterstützungsangebot, um den Angehörigen zu helfen, während der Zeit der Erkrankung des Patienten bzw. der Patientin und in ihrer eigenen Trauerphase zurechtzukommen.

(nach der Übersetzung von S. Pleschberger und K. Heimerl)

Da die Bedürfnisse und Wünsche der Betroffenen die Aufgabenbereiche mehrerer Berufsbilder berühren, ist Palliative Care angewiesen auf die enge Zusammenarbeit eines multiprofessionellen Teams.

1.2.2 Die Hospizbewegung

> **Hospiz**, von lat. „hospitum" = Gastfreundschaft, Herberge

Das Hospiz versteht sich als eine Gaststätte für Menschen auf ihrer letzten Reise. Die Hospizbewegung drückt eine innere Grundhaltung aus, die die Erhaltung von Würde und Selbstbestimmung der Sterbenden unter Beachtung von individuellen Bedürfnissen zum Ziel hat. Damit soll ihnen und ihren Angehörigen in der letzten Lebensphase eine bestmögliche Unterstützung zuteil werden.

Geschichtliche Entwicklung

Der Begriff Hospiz ist schon sehr alt, da er bereits zur Zeit der Römer verwendet wurde. Schon damals konnten Bedürftige, Kranke und Sterbende Unterkunft, Verpflegung und Hilfe in Hospizen finden.

> **Mittelalter** = Zeitspanne etwa vom Untergang des Weströmischen Reiches (476 n. Chr.) bis zur Entdeckung Amerikas (1492)

Im Christentum wurden solche Einrichtungen zunächst von religiös engagierten Frauen geleitet, ab dem 4. Jh. wurde diese Aufgabe von verschiedenen Orden übernommen. Im Mittelalter bildeten sich eigene Hospitalorden. Besonders in entlegenen Gebieten wie an Alpenpässen und Flussübergängen entlang der Pilgerwege entstanden Hospize. Das Hospiz war damals eine Herberge und Raststätte für Reisende und eine wertvolle soziale Einrichtung, um Hilfsbedürftigen Schutz, Geborgenheit, Erfrischung, Stärkung und Heilung zu bieten.

Die moderne Hospizbewegung

In der 1. Hälfte des 20. Jh. wurde die Betreuung von Sterbenden zunehmend vernachlässigt. Für diese Entwicklung waren u. a. Fortschritte der technisierten Medizin und Veränderungen in der Gesellschaft mitverantwortlich (vgl. E. Klaschik 2003, S. 2).

Anfang der 60er Jahre bewirkten zwei Frauen eine nachhaltige Veränderung im gesellschaftlichen Umgang mit sterbenden Menschen und in ihrer Betreuung:

Cicley Saunders, Krankenschwester und Sozialarbeiterin in England, erkannte die unzureichende Behandlung und Betreuung von sterbenden Menschen zur damaligen Zeit aufgrund folgender Tatsachen (Saunders 1993):

- Die meisten Menschen möchten hier zu Lande zwar in ihrer vertrauten Umgebung sterben, tatsächlich erfolgt das Sterben aber überwiegend in Krankenhäusern oder Heimen.
- Die Medizin begreift Sterben und Tod als therapeutischen Misserfolg.
- Die Apparatemedizin droht menschliche Nähe und Zuwendung für Sterbende zu verhindern.

Sie studierte Medizin, um auf diesem Gebiet etwas verändern zu können, und gründete 1967 das St. Christopher's Hospice in London mit dem Ziel, sterbenden Menschen eine lebenswerte Zeit bis zu ihrem Tod zu ermöglichen. Von dieser Einrichtung geht die heute weltweite Bewegung aus. Unzählige ÄrztInnen, Pflegepersonen, SozialarbeiterInnen und andere HelferInnen aus aller Welt wurden und werden dort ausgebildet und haben den Hospizgedanken in über 80 Länder verbreitet.

Elisabeth Kübler-Ross, Psychiaterin aus der Schweiz, beschäftigte sich zeit ihres Lebens mit der Begleitung von sterbenden Menschen. Sie war maßgeblich daran beteiligt, das Thema Sterben in die breite Öffentlichkeit zu bringen, zu enttabuisieren. 1969 wurde sie durch ihr Buch „Interviews mit Sterbenden" bekannt.

Kübler-Ross steht auch am Anfang der amerikanischen Hospizbewegung. Der amerikanische Senat ließ 1986 Effizienzstudien durchführen, in denen nachgewiesen werden konnte, dass die Hospizbetreuung auch ökonomisch sinnvoll ist. Das trug dazu bei, dass der Hospizgedanke fester Bestandteil des amerikanischen Gesundheitssystems wurde.

 Die heute weltweite Hospizbewegung wurde von C. Saunders und E. Kübler-Ross begründet und geprägt.

Die Arbeit dieser beiden Personen trug jedenfalls entscheidend zu einem würdevolleren Umgang mit Sterbenden und einem höheren Stellenwert der Familienbetreuung und Nachbarschaftshilfe bei (vgl. E. Klaschik 2003, S. 2).

Internationale Entwicklung

Die Verbreitung der Hospiz-Idee erfolgte in den frühen 70er Jahren zuerst in den englischsprachigen Ländern. Die Anerkennung der Palliativmedizin als eigenständige Subdisziplin der Medizin war ein wichtiger Schritt, der als erstes in England (1987) gelang.

Kanada: In Kanada wurde 1975 die erste Palliativstation weltweit am Royal Victoria-Hospital in Montreal/Quebec durch Belfour Mount eröffnet. Die Bezeichnung „**Palliativstation**" (Palliative Care Unit) wurde in diesem Zusammenhang erstmals verwendet, da unter dem Begriff Hospiz (hospice) in Französisch-Kanada eine „Pflegeeinrichtung für unter Obsorge stehende alte Menschen" verstanden wird.

Palliative Care wird in Kanada nicht als eigene Fachdisziplin anerkannt, jedoch werden einjährige Studiengänge für Pflegekräfte mit einem Studienabschluss angeboten.

Deutschland: In Deutschland entwickelten sich Ende der 70er Jahre zahlreiche lokale Hospizgruppen und 1985 wurde der Christopherus-Hospiz-Verein in München gegründet. 1983 entstand die erste Palliativstation an der Universitätsklinik in Köln und 1986 wurde das erste Hospiz Deutschlands in Aachen errichtet.

1986 wurde in Deutschland durch Dr. Paul Becker auch eine Internationale Vereinigung gegründet, nämlich die IGSL (Internationale Gesellschaft für Sterbebegleitung und Lebensbeistand).

1988 erfolgte in **Mailand** die Gründung der EAPC (European Association of Palliative Care). Die einzelnen Länder Europas haben palliativmedizinische Fachgesellschaften gegründet, die alle in dieser Organisation vereint sind.

1.2.3 Die Hospizbewegung in Österreich

Die Anfänge

Die ersten Initiativen und Aktionen gingen Ende der 70er Jahre von medizinischen Laien aus, die finanziell zur Gänze auf private Spenden und Wohlfahrtsorganisationen angewiesen waren. Der Hospizgedanke ist zwar überkonfessionell, doch wirkten anfänglich vor allem die kirchlichen Institutionen wie Caritasverbände, Diakoniewerk, einzelne Orden und katholische Bildungshäuser unterstützend.

1987 wurde begonnen, die Hospizarbeit ambulant durch das „Interdisziplinäre Hospiz-Außenteam" anzubieten, in dem Fachkräfte aus dem medizinischen, pflegerischen, pastoralen, psychosozialen Bereich und aus wissenschaftlichen Instituten zusammenarbeiten. Gerade hier wird deutlich, wie eng der Hospizgedanke mit einem interdisziplinären Angebot verknüpft ist.

1992 entstand die erste stationäre Hospizeinrichtung „Hospiz St. Raphael" im Krankenhaus „Zum Göttlichen Heiland" in Wien.

1993 begann das Mobile Hospizteam Innsbruck mit der Betreuung schwerkranker und sterbender Menschen zu Hause und in den Jahren bis 1995 erfolgte die Gründung Mobiler Hospize in allen österreichischen Bundesländern.

Stationäre Einrichtungen konnten aufgrund fehlender finanzieller Unterstützung durch die öffentliche Hand erst später errichtet werden.

1998 eröffneten das stationäre Hospiz in Innsbruck und die Palliativstation St. Vinzenz in Ried. Zu dieser Zeit wurden auch die ersten Palliativbetten am Krankenhaus der Elisabethinen in Graz eingerichtet.

Netzwerke

Österreichische Palliativgesellschaft: Die Gründung der OPG (Österreichische Palliativgesellschaft) erfolgte Ende 1998. Sie versteht sich als eine interdisziplinäre und interprofessionelle Gesellschaft, die sich vor allem mit der Ausbildung und der Forschung im Bereich Palliative Care befasst.

Dachverband der Palliativ- und Hospizeinrichtungen: In Österreich existiert seit 1993 auch der Dachverband der Palliativ- und Hospizeinrichtungen, um alle Hospizgruppen und Vereine sowie Palliativeinrichtungen miteinander zu vernetzen. Im interdisziplinär zusammengesetzten Vorstand arbeiten VertreterInnen aus allen Bundesländern zusammen. Sie setzen sich für den Auf- und Ausbau und die Qualitätssicherung der Hospizidee ein und sehen einen Schwerpunkt in der Bildungsarbeit.

Palliative Bildungsangebote

Hinsichtlich Bildung bieten die beiden Organisationen derzeit an:

- ▶ für Laien, teilweise auch für Fachpersonal: „Lehrgang für Lebens-, Sterbe- und Trauerbegleitung"
- ▶ für Personen aus verschiedenen Gesundheitsberufen: „Lehrgang für Palliative Care"
- ▶ seit 2000 Universitätslehrgang für Palliative Care, Abschluss mit dem akademischen Grad „Master of Advanced Studies" (MAS)
- ▶ Palliativlehrgänge speziell für ÄrztInnen
- ▶ Palliativlehrgänge speziell für Pflegepersonal

1.2.4 Organisationsformen von palliativen Betreuungseinrichtungen

Die Hospizidee ist zentraler Ausgangspunkt für die Hospizbewegung und für Palliative Care. Palliativstationen und die Hospizbewegung verfolgen die selben Ziele. Beide haben das Anliegen, für schwerkranke und sterbende Menschen „Leben bis zuletzt" zu ermöglichen. Die Unterscheidung bezieht sich in erster Linie lediglich auf die Organisationsstruktur und die Finanzierung der jeweiligen Einrichtung (vgl. E. Medicus, 2003). Stationäre Hospize und Palliativstationen bieten ein großes interprofessionelles Angebot.

Stationäre Hospize

Diese **eigenständigen Einrichtungen** verfügen in der Regel über eine eigenständige Organisationsstruktur. Das Betreuungsangebot der stationären Hospize richtet sich an jene schwerkranken Menschen, die nicht oder vorübergehend nicht zu Hause betreut werden können. Häufige Indikationen zur stationären Aufnahme in ein Hospiz sind neben der Behandlung von Schmerzen und anderen belastenden Symptomen auch schwierige pflegerische Situationen und psychosoziale Krisensituationen. Ziele der Hospizbetreuung sind die Behandlung belastender Symptome, eine Entlastung und Stabilisierung und wenn möglich die Entlassung der Kranken nach Hause.

Palliativstationen

Dies sind eigenständige, an ein **Krankenhaus** angebundene oder integrierte Stationen auf Basis interdisziplinärer Zusammenarbeit. Aufgenommen werden Personen mit einer unheilbaren, fortgeschrittenen Erkrankung, die einer Krankenhausbehandlung bedürfen, um Schmerzen und andere Symptome zu behandeln. Es wird eine Entlassung nach Hause oder in eine Langzeiteinrichtung angestrebt. Die Finanzierung der Palliativstationen ist über die Leistungsorientierte Krankenanstaltenfinanzierung (LKF) geregelt.

Aktueller Ausbaustand von Palliativstationen und Hospizen in Österreich

Internationale Erfahrungswerte ergeben einen Bedarf von 50 Palliativbetten pro Million Einwohner. Österreich benötigt demnach rund 400 Betten.

Laut dem Österreichischen Krankenanstalten- und Großgeräteplan des Bundesministeriums für Soziale Sicherheit und Generationen ist ein schrittweiser Aufbau von 338 Hospiz-/Palliativbetten im Akutbereich bis zum Jahr 2005 vorgesehen. Inzwischen ist aber deutlich, dass dieses Zeitziel nicht erreicht werden kann.

Das ÖBIG errechnete mit Stand Juni 2004 118 Betten in der palliativmedizinischen Versorgung (Tabelle 1). In Tabelle 2 sind die noch in Planung stehenden Projekte dargestellt.

Bundesland	Krankenhaus	Betten	Inbetriebnahme
Burgenland	LKH Oberwart	8	2003
	Betten insgesamt	8	
Kärnten	KH Barmherzige Brüder St. Veit/Glan	4	2004
	Betten insgesamt	4	
Niederösterreich	KH Scheibbs	4	2001
	KH Waidhofen/Thaya	6	2001
	Betten insgesamt	10	
Oberösterreich	KH Barmherzige Schwestern Linz	10	2000
	KH Barmherzige Schwestern Ried/Innkreis	10	1998
	Betten insgesamt	20	
Steiermark	LKH Graz	12	2001
	KH Elisabethinen Graz	5	1999
	Betten insgesamt	17	
Tirol	Hospiz Innsbruck/LKH Innsbruck	8	2002[1]
	Betten insgesamt	8	
Vorarlberg	LKH Hohenems	6	2003
	Betten insgesamt	6	
Wien	KH Barmherzige Schwestern Wien	13	2002[2]
	KH Lainz Wien	14	2002[3]
	KH St. Elisabeth Wien	8	1999
	KH Göttlicher Heiland Wien	10	1992
	Betten insgesamt	45	
Österreich	Betten insgesamt	118	

Tabelle 1:
Palliativmedizin in österreichischen Krankenanstalten, bisherige Umsetzung (Stand Juni 2004)

LKH = Landeskrankenhaus,
KH = Krankenhaus

[1] Das Stationäre Hospiz der Tiroler Hospizgemeinschaft wurde am 1.7.2002 an die Universitätsklinik Innsbruck angegliedert. Erweiterung auf 14 Betten im Herbst 2004.

[2] Das CS Hospiz Rennweg besteht seit 1995 und wird seit 1.1.2002 als Department des KH der Barmherzigen Schwestern Wien geführt.

[3] Davor von 1995 bis 2001 als Hospiz im Geriatriezentrum am Wienerwald (GZW) eingerichtet.

Quelle: ÖBIG

Palliative Care | Begriffserklärungen

Tabelle 2:
Palliativmedizin im Österreichischen Krankenanstalten- und Großgeräteplan 2003 (ÖKAP/GGP 2003) – Standorte und geplante Betten je Bundesland; Planungshorizont 2005

Bundesland	Standort	
Burgenland	KH Barmherzige Brüder Eisenstadt	
	LKH Oberwart	
	Geplante Betten gesamt:	16
Kärnten	LKH Klagenfurt	
	KH Barmherzige Brüder St. Veit/Glan	
	LKH Villach	
	Geplante Betten gesamt:	30
Niederösterreich	KH Scheibbs	
	KH Waidhofen/Thaya	
	Geplante Betten gesamt:	10
Oberösterreich	KH Barmherzige Schwestern Linz	
	KH Elisabethinen Linz	
	KH Wagner-Jauregg Linz	
	KH Barmherzige Schwestern Ried/Innkreis	
	LKH Steyr	
	LKH Vöcklabruck	
	LKH Rohrbach	
	Geplante Betten gesamt:	63
Salzburg	KH Hallein	
	KH Mittersill[1]	
	LKH Salzburg	
	KH Tamsweg	
	KH Zell/See[1]	
	Geplante Betten gesamt:	24
Steiermark	LKH Fürstenfeld	
	LKH Graz	
	KH Elisabethinen Graz	
	LKH Leoben	
	LKH Rottenmann	
	LKH Judenburg-Knittelfeld	
	Geplante Betten gesamt:	50
Tirol	LKH Innsbruck	
	BKH Lienz	
	BKH Schwaz	
	KH St. Vinzenz Zams	
	BKH Kufstein	
	Geplante Betten gesamt:	38
Vorarlberg	LKH Hohenems	
	Geplante Betten gesamt:	10
Wien	AKH Wien	
	KH Barmherzige Schwestern Wien	
	Kaiser Franz-Josef Spital	

BKH = Bezirkskrankenhaus

	SMZ Hietzing[2]	
	KH St. Elisabeth Wien	
	Wilhelminenspital Wien	
	KH Göttlicher Heiland Wien	
	KH SMZ-Ost Wien	
	SMZ Baumgartner Höhe Wien	
	Geplante Betten gesamt:	*97*
Österreich	*Geplante Betten gesamt:*	*338*

SMZ = Sozialmedizinisches Zentrum

[1] Die Festlegung des Standortes ist noch nicht erfolgt.
[2] Das „SMZ Hietzing" wird gebildet durch den Zusammenschluss des KH Lainz und des Neurologischen KH Rosenhügel. Die Palliativstation ist am Standort KH Lainz vorgesehen.

Quelle: ÖKAP/GGP 2003, ÖBIG

Strukturqualitätskriterien

Um die Qualität in palliativen Einrichtungen zu sichern, gelten bestimmte Richtlinien. Tabelle 3 enthält die momentan geltenden Richtlinien für die Strukturqualitätskriterien. Die Umsetzung dieser Richtlinien erfolgt bis Ende 2004.

Tabelle 3: Strukturqualitätskriterien für Palliativmedizin (PAL)

VZÄ = VollzeitärztInnen

Personalausstattung	
Berufsgruppe	Personalausstattung
Ärzte (Tagdienst)	1 VZÄ je 5 Betten
Dipl. Gesundheits- und Krankenpflegepersonal	1,2 VZÄ je Bett (= 1 VZÄ je 0,833 Betten)
Physiotherapeuten, Psychotherapeuten, Sozialarbeiter	6 Wochenstunden je Pat.
Ergotherapeuten, Logopäden, Diätassistenten	verfügbar
Seelsorger verschiedener Konfessionen	verfügbar
ehrenamtliche Mitarbeiter mit Koordinationsperson	verfügbar
Personalausstattung im Verbund mit der Abteilung, der die PAL-Einheit zugeordnet ist.	exkl. palliativmedizinischer Konsiliardienst
Personalqualifikation	
Ärztliches Personal	
Ärzte für Allgemeinmedizin und/oder Fachärzte, jeweils mit besonderen Kenntnissen auf dem Gebiet der Palliativmedizin	
Pflegepersonal	
Diplomierte Gesundheits- und Krankenpflegepersonen mit besonderen Kenntnissen auf dem Gebiet der Palliative Care	

Technische Ausstattung

In den Patientenzimmern
Sauerstoffanschluss

Vakuum

Auf der Station
Schmerzpumpen

Perfusoren und Infusomaten

fahrbarer Badewannenlift

Patientenheber

Anti-Dekubitus-Betten und spezielle Anti-Dekubitus-Matratzen: bedarfsgerechte Vorhaltung

Räumliche Ausstattung

Station
wohnliche Atmosphäre, behindertengerechte Ausstattung der Patientenbereiche

1- und 2-Bett-Zimmer mit Nasszelle

Übernachtungsmöglichkeiten für Angehörige

Stationsbad

Verabschiedungs-/Meditationsraum, multifunktionell nutzbar

Räumlichkeiten für soziale Aktivitäten, multifunktionell nutzbar

Im Haus verfügbar
Therapieraum

Leistungsangebot
Kommunikation mit Zuweisenden bzw. Betreuenden

Erstgespräch mit Patienten und Angehörigen vor der Aufnahme

Anamnese/Status

Erstellen von Symptomdiagnosen (z. B. Schmerzdiagnose)

Qualifizierte Schmerzbehandlung und Symptomkontrolle

Adäquate erforderliche Diagnostik

Behandlung interkurrenter Erkrankungen

Patientenorientierte, ganzheitliche Pflege (Bezugspflege)

Funktionserhaltende und funktionsverbessernde therapeutische Maßnahmen

Ernährungstherapeutische Maßnahmen

Psychotherapeutische Betreuung des Patienten

Psychosoziale Betreuung und Krisenintervention bei Patient und Angehörigen

Spirituelle Betreuung

Betreuung durch ehrenamtliche Mitarbeiter

Planung und Ermöglichung von Ausgängen, Heimausflügen

Miteinbeziehung und Mitbetreuung der Angehörigen

Abklärung der Betreuungssituation nach der Entlassung

Entlassungsvorbereitung

Koordinierte Entlassung
Ggf. Verabschiedung des Verstorbenen
Trauerbegleitung der Angehörigen
Kontakt mit Patienten und Angehörigen nach der Entlassung
Kooperation mit Weiterbetreuenden
Telefonische Beratung von Ärzten und sozialen Diensten, die Palliativpatienten betreuen
Konsiliardienst im Haus bzw. gegebenenfalls in anderen Krankenhäusern
Durchführung von Aus-, Fort- und Weiterbildung
Fakultativ: Ambulanz, Tagesklinik
Größe
Palliativstationen mit 8 bis 14 Betten. Darüber hinaus sind in Abhängigkeit von regionalen Bedingungen auch Palliativbereiche mit weniger als 8 Betten möglich.

Quelle: ÖBIG, Auszug aus dem Österreichischen Krankenanstalten- und Großgeräteplan 2003

1.2.5 Das Hospizteam

In Hospizteams sind zum Großteil ehrenamtliche Personen tätig, die die Familie durch ihre Anwesenheit unterstützen und entlasten. Es soll Schwerkranken und sterbenden Menschen dadurch ermöglicht werden, bis zuletzt zu Hause betreut zu werden.

 Hospizteams arbeiten mit anderen ambulanten Diensten eng zusammen und üben ihre Tätigkeit je nach Situation zu Hause, in Heimen oder in Krankenhäusern aus.

Das mobile Palliativteam

Das Team setzt sich interdisziplinär zusammen. Aufgabe des mobilen Palliativteams ist es, Angehörige, ÄrztInnen und Pflegepersonen in der Betreuung zu Hause und im Heim zu unterstützen, zu beraten und zu begleiten.

▶ Es sorgt an der Schnittstelle Krankenhaus und häusliche Versorgung für einen reibungslosen Übergang.
▶ Es betreut schwerkranke Menschen zu Hause nach den Grundsätzen von Palliative Care.
▶ Es kann als Konsiliarteam in Krankenhäusern, Heimen, Tageshospizen beratend tätig sein.

Der Palliativkonsiliardienst

Dieser Dienst bietet in erster Linie für die betreuenden ÄrztInnen und

Pflegepersonen im Krankenhaus (auf den Stationen und Ambulanzen) beratende Unterstützung:

konsiliar, von lat. consilium = Beratung

- Er führt Konsiliarbesuche auf den Stationen und Ambulanzen durch.
- Er unterstützt die Einleitung einer Betreuung der Schwerkranken zu Hause oder die Überweisung in andere Einrichtungen.
- Er vermittelt weitere Dienstleistungen.
- Er bietet telefonische Beratung, Aus- und Fortbildungen.

Der Palliativkonsiliardienst kann aufgrund seines ähnlichen Tätigkeitsfeldes Aufträge des Mobilen Palliativteams erfüllen und umgekehrt.

Das Tageshospiz

Die Aufgaben eines Tageshospizes umfassen die palliativpflegerische bzw. -medizinische und psychosoziale Betreuung von PatientInnen und deren Angehörigen. Ein wesentlicher Aspekt ist die Entlastung und Unterstützung der PatientInnen bzw. ihrer Angehörigen, so dass die PatientInnen möglichst lange in ihrer häuslichen Umgebung bleiben können. Die ärztliche Betreuung erfolgt durch die ÄrztInnen der Einrichtung, durch qualifizierte HausärztInnen oder durch ein Mobiles Palliativteam.

1.3 Arten der Zusammenarbeit

1.3.1 Multiprofessionelle und interprofessionelle Zusammenarbeit

„In einem guten Miteinander schaffen wir mehr …"

interprofessionell, von lat. inter = zwischen und Profession = Beruf. Interprofessionell ist die Zusammenarbeit mehrerer Berufe.

Eine gelingende interdisziplinäre/ interprofessionelle Zusammenarbeit ist die Grundvoraussetzung für eine umfassende Versorgung und Betreuung sterbenskranker Menschen.

Eine optimale Betreuung und Begleitung von sterbenden Menschen und ihren Bezugspersonen benötigt ein hohes Maß an Fachwissen und eine große Bandbreite an Angeboten, da die Bedürfnisse und Problemstellungen dieser speziellen PatientInnengruppe oft sehr komplex sind. Es ist für eine einzige Berufsgruppe nicht möglich, allen Problemen und Bedürfnissen der Betreffenden gerecht zu werden. So sind Personen aus unterschiedlichen Gesundheitsberufen und Fachrichtungen erforderlich, um diesem Auftrag gemeinsam nachzukommen.

Nicht zuletzt ist der interdisziplinäre Tätigkeitsbereich der diplomierten Gesundheits- und Krankepflegepersonen im Gesundheits- und Krankenpflegegesetz, § 16 erwähnt bzw. geregelt.

Multiprofessionelle Zusammenarbeit

In fast jedem medizinischen Bereich, in allen Krankenhäusern wird in multiprofessionellen Teams gearbeitet. Das heißt, es arbeiten verschiedene Professionen eigenständig und unabhängig voneinander. Es sind **multiprofessionelle** Teams, die sich um die Bedürfnisse der Kranken und ihrer Angehörigen kümmern. Die Bedürfnisse der Kranken werden dabei häufig in einer Form bewertet, die der hierarchischen Struktur innerhalb dieses multiprofessionellen Teams entspricht.

Eine solche Bewertung geschieht beispielsweise, wenn medizinische Maßnahmen höher bewertet werden als etwa ein Gespräch mit dem Seelsorger oder der Seelsorgerin. Oder wenn ein Spaziergang mit Angehörigen zurückstehen muss zugunsten einer Infusion. Das Entscheidende dabei ist, dass die Bewertung dieser Bedürfnisse **von außen** erfolgt. Dieser Wert ergibt sich nicht aus dem momentanen vorrangigen Bedürfnis des oder der Kranken, sondern die Bewertung dessen, was Vorrang hat, wird von außen festgelegt.

Interprofessionelle Zusammenarbeit

In einem **interprofessionell** arbeitenden Team werden bestehende Rollenbilder manchmal unscharf, die Grenzen verwischen sich zugunsten eines gemeinsamen Strebens nach einem übergeordneten Ziel: den Bedürfnissen der schwerkranken Menschen und ihrer Angehörigen zu entsprechen.

Die Rangordnung innerhalb dieses interprofessionellen Teams ergibt sich aus den aktuellen Bedürfnissen des Patienten oder der Patientin. Das kann bedeuten, dass die Seelsorge oder die Sozialarbeit momentan größere Bedeutung hat als die Pflege oder die Medizin.

> **Interprofessionelle Betreuungs- und Therapiemaßnahmen richten sich nach den aktuellen Bedürfnissen der PatientInnen, nicht nach hierarchischen Strukturen o. ä.**

In Hospizen und Palliativstationen wird die Patientenorientierung sehr ernst genommen, das bedeutet, dass der Patient bzw. die Patientin bestimmt, was geschieht. Er oder sie legt die Rangordnung seiner/ihrer Bedürfnisse fest.

Die interprofessionelle Zusammenarbeit der verschiedenen Berufsgruppen lässt sich gut mit einem Uhrwerk symbolisieren:

Ein Uhrwerk funktioniert durch die enge Verbindung von verschieden großen Zahnrädern. Jedes einzelne dieser Zahnräder, auch das kleinste, ist für das Funktionieren des gesamten Werkes maßgeblich. Nur wenn die einzelnen Zahnräder ineinander greifen, also eng und überschneidend zusammenarbeiten, kann das Uhrwerk seine Funktion erfüllen.

Bei einem multiprofessionellen Betreuungsteam arbeiten die einzelnen Zahnräder, um bei diesem Bild zu bleiben, ohne oder mit geringer Berührung zueinander. Die einzelnen Räder können sich sehr schnell und mit großem Energieaufwand drehen, werden aber ihrer Aufgabe, dem ganzen Werk zu dienen, trotz großer Anstrengung kaum gerecht werden können.

Anregung

 Haben Sie selbst schon Erfahrungen hinsichtlich der Zusammenarbeit verschiedener Berufsgruppen machen können? Wie wurde dort gearbeitet – war es tatsächlich eine interprofessionelle Zusammenarbeit?

Bei interprofessioneller Zusammenarbeit greifen die Zahnräder ineinander und bringen das ganze Werk in Bewegung: Die verschiedenen Berufsgruppen – Medizin, Pflege, Psychologie, Physiotherapie, Seelsorge und Sozialarbeit – arbeiten dabei eigenständig, weitgehend gleichberechtigt, aber auch sehr eng zusammen.

1.3.2 Das interdisziplinäre/interprofessionelle Team

Ein Team ist eine Gruppe von Personen mit der gemeinsamen Absicht, zusammenzuarbeiten. Es geht nicht nur darum, am gleichen Strang zu ziehen, sondern am selben Ende desselben Strangs (vgl. Metz u. Heimerl 2002, S. 303–304).

Palliative-Care-Teams zeichnen sich durch eine enge Zusammenarbeit folgender Professionen aus:
- Medizin
- Pflege
- Physiotherapie
- Ergotherapie
- Logopädie
- Diätdienste
- Psychotherapie
- Seelsorge unterschiedlicher Konfessionen
- Sozialarbeit

Es zählen im weiteren Sinne auch noch folgende Personengruppen dazu:
- alle ehrenamtlich in Hospizen Tätigen ohne spezielle Berufsausbildung im Gesundheitsbereich. Allerdings werden alle ehrenamtlich Tätigen in der Hospizbewegung durch eine spezielle Ausbildung für ihre Aufgabe geschult.

▶ Stationshilfsdienste/Reinigungspersonal: Es ist wesentlich, dass diese Personengruppe bewusst ins Team integriert wird, da sie ebenso mit den PatientInnen und ihren Angehörigen in Kontakt tritt und viel zum Wohlbefinden der Kranken beitragen kann.

1.3.3 Wesentliche Punkte für eine gute Zusammenarbeit

Jede Berufsgruppe ist gleich wertvoll

Grundsätzlich muss sich jede Berufsgruppe selbst über den Wert ihrer eigenen Profession bewusst sein, um sich zu anderen Berufsgruppen hin sinnvoll abgrenzen und Verantwortungsbereiche festlegen zu können.

Eine fruchtbringende Zusammenarbeit ist nur zu erreichen, wenn jeder Berufsgruppe das Recht zugestanden wird, sich einzubringen, Vorschläge zu machen und gehört zu werden. Verborgene Hierarchien („Der Arzt ist Chef und hat das alleinige Sagen in allen Belangen"), oft aus der geschichtlichen Entwicklung erklärbar, sowie Vorurteile und gefestigte Denkmuster gegenüber bestimmten Berufsgruppen im Sinne einer negativen Aus- oder Abgrenzung („typisch Ärzte" oder „die" Schwestern) machen eine Zusammenarbeit sehr schwer. Es geht darum, sich solcher Denkmuster bewusst zu werden und sie zu verändern.

In der Betreuung schwerkranker Menschen gibt es immer wieder besonders schwierige Situationen. Es ist ein Merkmal guter interprofessioneller Zusammenarbeit, wenn es gelingt, solche oft unlösbaren Situationen gemeinsam auszuhalten, ohne die Notwendigkeit zu verspüren, dafür einen oder eine Verantwortliche finden zu müssen.

Interprofessionalität in der Palliative Care im Sinne einer „Orchestrierung des Lebensendes" bedeutet auch: Es gibt prinzipiell keine Leitdisziplin und Leitwissenschaft (Loewy R., 2000).

Wertschätzung und Anerkennung äußern

Das bedeutet:
▶ Die Leistungen jeder Berufsgruppe (be-)achten.
▶ Nach Meinungen und Einschätzungen anderer fragen und diese in die Entscheidung mit einbeziehen.
▶ zu bestimmten Anlässen und Festen einladen, gemeinsam feiern.

Eigenverantwortliches Handeln

Die jeweiligen Professionen müssen ihre eigenen Kompetenz- und Aufgabenbereiche erkennen und nach ihnen handeln sowie die daraus resultierende Verantwortung wahrnehmen. Erst wenn diese Kriterien er-

> 📖 **Kompetenz** = Vermögen, Fähigkeit, Zuständigkeit, Befugnis, Können. Wer auf einem bestimmten Gebiet kompetent ist, beherrscht dieses Gebiet. Er oder sie hat genügend Kenntnisse, um die anvertrauten Aufgaben zu meistern.

füllt sind, entsteht echter Handlungsspielraum im interprofessionellen Team. Zudem ist dies die Voraussetzung, um zu entscheiden, ab wann welche Berufsgruppe in den Betreuungsprozess mit eingebunden werden soll.

Um den Bedürfnissen der PatientInnen im interprofessionellen Team entsprechen zu können, müssen Informationen, auf die die anderen Berufsgruppen ebenso angewiesen sind, weitergegeben werden (z. B. regelmäßige interprofessionelle Fallbesprechungen und Übergaben). Das setzt die Bereitschaft voraus, andere Professionen an der Betreuung teilhaben zu lassen und über ihren Aufgabenbereich Bescheid zu wissen.

Jeder Blickwinkel ist richtig und wichtig

Es ist notwendig, auch die Sicht anderer Berufsgruppen auf eine Fragestellung oder ein Problem zuzulassen, d.h. auch mit Kritik konstruktiv umgehen zu können.

Das schützt vor „blinden Flecken" im eigenen Arbeitsbereich und bringt neue Chancen, sich mit dem Handeln der eigenen Berufsgruppe immer wieder unter bestimmten Gesichtspunkten auseinander zu setzen, es laufend auf seine Sinnhaftigkeit zu überprüfen. Im Übrigen kann die unterschiedliche Betrachtungsweise aus mehreren Berufssparten zu einem wesentlich besseren Verständnis der Gesamtsituation eines Patienten oder einer Patientin beitragen und mehr kreative Lösungen ermöglichen.

 Voraussetzung für eine gute interdisziplinäre Zusammenarbeit ist eine *horizontale Kommunikationsebene* zwischen den Berufsgruppen. Damit ist gemeint, dass sich alle Berufssparten in der interprofessionellen Zusammenarbeit auf derselben hierarchischen Stufe befinden. Alle tragen dazu bei, als Fachkräfte in ihrem Bereich wertvolle Aspekte mit einzubringen, die diskutiert und gewichtet werden, wenn beispielsweise eine Entscheidung zu treffen ist.

Beispiel:

Eine indische Parabel erzählt Folgendes: Fünf Blinde hatten den Auftrag, einen Elefanten zu beschreiben. Der erste ergriff den Rüssel und sagte: „Ein Elefant ist ein beweglicher, faltiger Schlauch!" Der zweite fasste an ein Ohr und sagte: „Ein Elefant ist groß und sehr flach. Er wackelt heftig, wenn ich ihn angreife." Der dritte umarmte ein Bein und sagte: „Ein Elefant ist eine feste Säule." Der vierte ertastete den Bauch und meinte: „Ein Elefant ist eine dicke Kugel." Der fünfte schließlich nahm den Schwanz des Elefanten und sagte: „Ein Elefant ist eine dünne Schnur mit einem Büschel Haare am Ende."

Die Parabel zeigt: Ein jeder hatte den Elefanten auf seine persönliche Weise wahrgenommen, alle haben Recht, und doch beschreibt keiner den Elefanten, wie er wirklich ist. *(Parabel aus S. Pleschberger, Palliativpflege)*

Die Situation lässt sich auch auf die unterschiedlichen Blickwinkel der verschiedenen Berufsgruppen übertragen. Jede Profession erkennt einen spezifischen Teil der Gesamtsituation und zeichnet davon ein Bild, das ihr als Handlungsgrundlage dient. Das Ziel ist, das eigene Bild durch andere Sichtweisen zu erweitern und zu ergänzen.

Untereinander verständlich bleiben

Jede Berufsgruppe entwickelt sich weiter und zeichnet sich durch zunehmende Spezialisierung aus. Es ist wichtig, trotz dieses zunehmenden Wissens für andere Berufsgruppen verständlich zu bleiben und sie nicht durch Fachtermini über einen zumutbaren Rahmen hinaus zu belasten. Das dient bestenfalls dem Ego der eigenen Berufsgruppe, nicht aber dem Bemühen um eine gemeinsame interprofessionelle Basis.

Gemeinsame Ziele festlegen

Die Festlegung eines gemeinsamen Zieles, zusammen mit dem Patienten bzw. der Patientin, ist unerlässlich. Die gemeinsame Arbeit, die zu diesem Ziel führen soll, braucht klare Arbeitsaufträge und Strukturen. Es muss für alle transparent sein, worauf Wert gelegt wird, wer welche Aufgaben oder Rollen unter Berücksichtigung der fachlichen Qualifikation, persönlicher Stärken und Erfahrungen der einzelnen Personen übernimmt.

Auf gute Rahmenbedingungen und klare Regeln achten

Bestimmte Rahmenbedingungen sind notwendig, um als interprofessionelles Team gut arbeiten zu können. An Räumlichkeiten für interprofessionelle Teamsitzungen mangelt es kaum, schwieriger ist das Zeitmanagement, um alle Berufsgruppen an einem Tisch zu versammeln. Stationäre Einrichtungen haben diesbezüglich Vorteile gegenüber ambulanten Organisationen.

Wesentlich ist auch, dass bestimmte Freiräume im Tagesablauf zugelassen werden können (z. B. den Arbeitstag nicht mit fixen Routinearbeiten „vollpflastern"), um sich nötige Zeitressourcen für interprofessionelle Angelegenheiten zu schaffen.

Für eine gute Zusammenarbeit ist auch wichtig, dass sich alle Beteiligten an die zuvor gemeinsam festgelegten Arbeitsregeln halten und verteilte Arbeitsaufträge verlässlich und zeitgerecht erfüllen.

1.3.4 Teamfähigkeit

Persönliche Voraussetzungen für gute Teamfähigkeit

Neben vielen anderen Voraussetzungen seien folgende wesentlichen Aspekte angeführt:

- fachliche Kompetenz
- eine grundsätzlich respektvolle Haltung den anderen beteiligten Berufsgruppen gegenüber
- soziale/kommunikative Kompetenz, die Fähigkeit, Kritik zu ertragen und **konstruktive** Kritik einbringen zu können, Feedback geben und annehmen zu können, Konfliktfähigkeit
- realistisches Einschätzen der eigenen Möglichkeiten und Grenzen
- Lernbereitschaft und das Interesse, von anderen etwas zu lernen
- Disziplin, gemeinsame Regeln zu tragen
- Sinn für Humor!
- geistige Vitalität und Kreativität

> **konstruktive Kritik** = Die Beurteilung/Bewertung wird in einer Art und Weise geäußert, die Möglichkeiten zur Verbesserung aufzeigt, aufbauend und nicht zerstörerisch ist.

Störende Faktoren bei der Teamarbeit

- zu wenig Anerkennung bzw. Feedback für geleistete Arbeit
- Abwertung einzelner Personen oder Berufsgruppen
- zu großer Zeitaufwand bei Entscheidungsfindungen
- Gruppendruck und Rollenstereotypisierungen

1.3.5 Inhalt der interprofessionellen Zusammenarbeit

Grundsätzlich sollen folgende Aspekte inhaltlich beachtet werden (angelehnt an Born und Eiselin 1996):

- die bisherigen Leistungen (Erfolgreiches und Fehlschläge) thematisieren und Anerkennung aussprechen
- inhaltlich an das letzte Zusammentreffen anknüpfen und damit Kontinuität gewährleisten
- Problemlösen und Planen der jeweiligen Maßnahmen unter Bedachtnahme auf folgende drei Fragen:
    1. Was muss getan werden?
    2. Wer ist bereit was zu tun?
    3. Welche Mittel werden dazu benötigt?
- Lern- und Entwicklungsmöglichkeiten anbieten
- allgemeine Verlautbarungen

Aufnahmen und Entlassungen

Die Art und Weise, wie Entscheidungen über Aufnahmen und Entlassungen erfolgen, ist ein wichtiger Eckpfeiler für die Zusammenarbeit. In den meisten Institutionen entscheiden die ÄrztInnen über die Aufnahme und die Entlassung von PatientInnen. Bei Pflegenden kann dadurch der Eindruck entstehen, dass andere Stellen entscheiden, sie aber letztlich die Last (der Pflege) tragen, ohne ein Mitspracherecht zu haben. Das kann Unmut erzeugen.

Wir haben im Hospiz immer mehr Anfragen für Aufnahmen, als wir freie Betten zur Verfügung haben. Das erzeugt oft einen Druck und auch den Wunsch, Menschen, die sich in besonders schwierigen Situationen befinden, möglichst rasch aufzunehmen. Auf der anderen Seite ist es uns wichtig, das Pflegeteam nicht zu überfordern, das heißt, wenn wir mehrere, besonders pflegeintensive PatientInnen im Hospiz stationär aufgenommen haben, auch zurückhaltend mit Aufnahme-Zusagen zu sein.

Wir haben uns entschlossen, die Entscheidungen über Aufnahmen gemeinsam zu treffen. Das sieht in der Praxis so aus, dass wir nach der täglichen Mittagsbesprechung gemeinsam entscheiden, welche der angemeldeten PatientInnen wann aufgenommen werden können. An dieser Entscheidung ist nicht das ganze Team beteiligt, sondern die Dienst habende Ärztin und die Pflegedienstleitung bzw. ihre Vertretung. Das hat den Vorteil, dass die Kapazitäten des Pflegeteams dabei berücksichtigt werden und es letztlich eine gemeinsame Entscheidung ist, die alle mittragen können.

Die Mittagsbesprechung

In unserem Hospiz finden tägliche Mittagsbesprechungen statt, an denen alle an diesem Tag anwesenden BetreuerInnen teilnehmen. Das sind neben der Dienst habenden Ärztin das Pflegepersonal, die Seelsorgerin, die PraktikantInnen und die ehrenamtlichen MitarbeiterInnen. Die Hauswirtschafterin entscheidet je nach Informationsbedarf selbst, wann sie daran teilnimmt. Dienstags gibt es eine erweiterte Mittagsbesprechung, daran nehmen auch die Psychotherapeutin und die Sozialarbeiterin teil. Donnerstags ist die Physiotherapeutin bei der Mittagsbesprechung anwesend.

In diesen Mittagsbesprechungen wird über alle PatientInnen gesprochen, über ihre aktuellen Probleme und Belastungen, und gemeinsam werden neue Strategien und Ziele festgelegt. Die Mittagsbesprechung ist auch ein Forum für Fragen und Diskussionen, die die Behandlung und Betreuung der PatientInnen und die Unterstützung der Angehörigen betreffen.

Dabei ist es wichtig, dass Entscheidungen und Handlungen hinterfragt werden dürfen und dass besondere Belastungen und Ängste der BetreuerInnen geäußert werden können. Diese Mittagsbesprechung ist uns sehr wichtig, sie gewährleistet zum einen die lückenlose Information innerhalb des Teams und auch die Festlegung gemeinsamer Betreuungsziele. Diese interprofessionellen Mittagsbesprechungen gewährleisten eine umfassende Berücksichtigung der Wünsche und Bedürfnisse der Menschen, die wir betreuen.

Die Mittagsbesprechung: Hier werden aktuelle Fragen und Probleme besprochen.

Die Error-Runde

Im Rahmen der Mittagsbesprechung ist auch Platz für die Besprechung von Fehlern. Wir machen gute Erfahrungen damit, Fehler, die wir gemacht haben, innerhalb des Teams anzusprechen und zu reflektieren. Wir versuchen zu analysieren, wie es zu diesen Fehlern gekommen ist und welche Möglichkeiten der Verbesserung wir haben. Es liegt uns nichts daran, Kritik zu üben, aber es ist uns wichtig, dass wir voneinander lernen.

 Regelmäßige Besprechungen aller beteiligten Personen und Berufsgruppen verhindern, dass Informationslücken entstehen, und ermöglichen es, gemeinsam Betreuungsziele festzulegen.

Zusammenfassung **Die Hospiz- und Palliativbewegung setzt sich für eine menschenwürdige Begleitung und Betreuung unheilbar erkrankter Menschen in ihrer letzten Lebensphase und ihrer Bezugspersonen ein. Das Angebot erfolgt stationär, ambulant oder in Form einer Tagesbetreuung.
In der Palliative Care ist die gute Zusammenarbeit aller betreuenden Berufsgruppen eine sehr wesentliche Voraussetzung, um auf die vielfältigen Wünsche und Bedürfnisse der kranken Menschen eingehen zu können.**

Fragen zur Wissensüberprüfung

1. Auf welche Zielgruppe ist die Palliative Care ausgerichtet?
2. Woher stammt das Wort Hospiz und welche Personen waren maßgeblich an der Entwicklung der modernen Hospizbewegung beteiligt?
3. Welche Organisationsformen palliativer Betreuungseinrichtungen sind Ihnen bekannt?
4. Welches gemeinsame, vorrangige Ziel verfolgen alle Berufsgruppen?
5. Was ist für eine gute interprofessionelle Zusammenarbeit notwendig?

Literatur

C. Barloewen (2000): Der Tod in den Weltkulturen und Weltreligionen. Insel Verlag, Frankfurt.

M. Böker et al in S. Pleschberger et al (2002): Palliativpflege. Grundlagen für Theorie und Praxis. Facultas Verlag, Wien.

Hospiz Österreich: Die letzten Schritte des Weges: Ansichten, Einsichten, Aussichten, Hospiz- und Palliativbetreuung in Österreich. Arbeitspapier.

S. Husebö und E. Klaschik (2003): Palliativmedizin, 3. Auflage, Springer Verlag, Wien, New York.

R. Leakey (1981) in A. Nassehi und G. Weber (1989): Tod, Modernität und Gesellschaft. Entwurf einer Theorie der Todesverdrängung. Westdeutscher Verlag, Opladen.

E. Medicus in Zeitschrift der Tiroler Hospiz-Gemeinschaft „Sonnenblume" Nr. 3, November 2003.

Ch. Metz und K. Heimerl in S. Pleschberger et al (2002): Palliativpflege. Grundlagen für Theorie und Praxis. Facultas Verlag, Wien.

A. Nassehi und G. Weber (1989): Tod, Modernität und Gesellschaft. Entwurf einer Theorie der Todesverdrängung. Westdeutscher Verlag, Opladen.

S. Pleschberger in Ch. Metz et al (2002): Balsam für Leib und Seele. Lambertus Verlag, Freiburg.

S. Rinpoche (2003): Das tibetische Buch vom Leben und Sterben. Ein Schlüssel zum tieferen Verständnis von Leben und Tod. Scherz Verlag, Bern.

C. Saunders (1993): Hospiz und Begleitung im Schmerz. Wie wir sinnlose Apparatmedizin und einsames Sterben vermeiden können. Herder Verlag, Freiburg, Basel, Wien.

M.-A. Strege und A. Busche (1999): Die Rolle der Sozialarbeiterin. In: J.C. Student: Das Hospizbuch. 4. Auflage. Reinhardt Verlag, München.

J.C. Student (2004): Soziale Arbeit im Hospiz und Palliative Care. Reinhardt Verlag, München.

P.G. Zimbardo et al. (1999): Psychologie. 7. Auflage. Springer-Verlag Berlin, Heidelberg.

2 Der Sterbeprozess

Lernziele

Nach dem Studium dieses Kapitels sollten Sie ...

... verstehen, dass Sterben ein Bestandteil des Lebens ist.

... wissen, welche typischen Symptome in der Terminalphase eines Patienten bzw. einer Patientin eintreten.

... wissen, dass ein sterbender Mensch, auch wenn er keine oder wenig Reaktionen zeigt, trotzdem noch hören kann.

... das Sterbephasenmodell nach E. Kübler-Ross kennen und um die Grenzen dieses Modells wissen.

... den Sterbeprozess nach M. Renz kennen.

2.1 Sterben ist ein Teil des Lebens

Es ist zu allererst wichtig, den Tod und das Sterben voneinander zu unterscheiden. Es sind zwei verschiedene Dinge: Der Tod steht am Ende des Sterbeprozesses, er ist abstrakt, er ist das Ende des Lebens. Das Sterben ist ein Teil des Lebens, sterbende Menschen leben und der Prozess des Sterbens gehört ins Leben. Das Sterben ist viel greifbarer, nicht so abstrakt wie der Tod.

Wittkowski hat das Sterben einmal als „dritten Zustand" beschrieben, nicht mehr zu leben, aber auch noch nicht tot zu sein. Wir können dem nicht zustimmen. Sterben ist ganz eindeutig **leben**, sterbende Menschen leben, und sie leben oft in einer einzigartigen Intensität. Das Sterben kann sich auch über einen längeren Zeitraum, über Wochen und Monate erstrecken.

 Sterben bedeutet immer einen mehr oder weniger lang andauernden Prozess, den „Augenblick des Sterbens" gibt es nicht.

2.1.1 Wann beginnt der Sterbeprozess?

Wissenschaftliche Betrachtung

Die Frage, wann das Sterben beginnt, hat einen fast schon philosophischen Charakter. Es gibt nur sehr vage formulierte Definitionen dieses Prozesses und es liegt kaum Grundlagenforschung darüber vor. Das ist umso erstaunlicher, wenn man weiß, wie viel zum Beispiel über den Hirntod, über Nahtodeserfahrungen oder über Veränderungen beim Absterben einer Zelle geforscht und geschrieben wurde.

Für die Medizin beginnt das Sterben dann, wenn die elementaren Körperfunktionen unaufhaltsam versagen und medizinischen Maßnahmen keinen Erfolg mehr versprechen. Die Medizin mit ihrer Ausrichtung auf Heilen, auf Wiederherstellen, tut sich oft schwer damit zu akzeptieren, dass der Prozess des Sterbens begonnen hat.

Aus biologischer Sicht beginnt das Sterben durch das stete Absterben von Zellen bereits mit der Geburt. Wir nähern uns also mit jedem Tag in unserem Leben dem Sterben.

Psychologisch ist ein Mensch dann als Sterbender zu bezeichnen, wenn er objektiv vom Tod bedroht ist und er sich dieser Todesbedrohung soweit bewusst ist, dass sie sein Erleben und Verhalten bestimmt (vgl. Seel, 2001).

Aus der Sicht der Praxis

Man spricht häufig von der so genannten **Terminalphase**, wenn ein Patient oder eine Patientin als sterbend erkannt wird.

Hier ist es von Bedeutung, dass sich das Betreuungsteam gemeinsam erneut überlegt, welche Maßnahmen nun eher belasten als lindern.

Aufgrund fehlender explizit definierter Anhaltspunkte über den Beginn der Terminalphase ist der therapeutische Handlungsspielraum sehr groß. Es würden mit Sicherheit so manche Therapieentscheidungen anders ausfallen, wenn klar wäre, dass das Sterben bereits begonnen hat. Medizinische, diagnostische und pflegerische Maßnahmen würden dann auf das Notwendige beschränkt werden, um den Sterbenden nicht zu belasten!

> **terminal**, von lat. terminus = Grenze, Ende, Schluss, die Grenze, das Ende betreffend. Die Terminalphase wird als Endphase des Lebens bezeichnet und umfasst die Zeitspanne von wenigen Tagen oder auch nur Stunden vor dem Tod.

2.1.2 Die Terminalphase

Wir haben nicht einmal eindeutige sprachliche Begriffe, um zu beschreiben, dass der Sterbeprozess eines Menschen begonnen hat. Wie teilen ÄrztInnen und Pflegende ihren KollegInnen mit, dass ein Patient bzw. eine Patientin sterbend ist?

Häufig sagen wir bei den Dienstübergaben: „Frau A. geht es schlecht", oder „Herr B. hat sich deutlich verschlechtert". Wenn ich dann nachfrage, was sich denn verschlechtert hat, ob die Schmerzen zugenommen haben, ob die Übelkeit oder das Erbrechen stärker geworden sind, dann schütteln meine KollegInnen den Kopf. Nein, das sei es nicht. Genau genommen ist der Patient in einem entspannteren, gelösteren Zustand als zuvor, aber der Tod ist deutlich näher gerückt. Das bezeichnen wir als Verschlechterung. Aber ist es tatsächlich eine Verschlechterung?

Dass wir für diese Veränderungen keine Worte in unserer Sprache haben, zeigt deutlich unsere Scheu davor, uns mit diesem Bereich des Lebens zu beschäftigen.

Allerdings gibt es bislang auch keine sichere Definition, wann der Sterbeprozess endet. Es ist ja keineswegs so, dass das Sterben mit dem letzten Atemzug endet. Mehrere Organ- und Körperfunktionen bleiben noch Stunden bis Tage danach aufrecht.

Es setzt eine gewisse Erfahrung im Umgang mit Sterbenden voraus, um die Veränderungen im beginnenden Terminalstadium zu erkennen. Dabei haben Pflegende aufgrund ihrer oft intensiven Nähe zu den PatientInnen eine besonders sensible Wahrnehmung.

Verstärkter Rückzug nach innen

Am Beginn des Sterbens ist oft eine Art innerer Rückzug des kranken Menschen zu bemerken, eine ganz auffallende Veränderung in gewohnten Verhaltensweisen. Dinge, die diesen Menschen zuvor sehr interessiert haben, verlieren zunehmend an Bedeutung, und die verbalen Äußerungen reduzieren sich allmählich auf das Notwendigste.

Es scheint eine Verlagerung der Interessen von außen nach innen stattzufinden. Auch wenn die kranken Menschen dabei manchmal passiv und uninteressiert wirken, ist diese Innenschau ein höchst aktives Geschehen. Die PatientInnen vermitteln den Eindruck, ganz bei sich zu sein.

Für die Angehörigen ist diese Situation oft schwer zu akzeptieren, sie versuchen häufig, den Kranken bzw. die Kranke zu bestimmten Handlungen zu aktivieren, ihn bzw. sie zu motivieren, gewisse Angewohnheiten beizubehalten. Es ist für sie nicht einfach, diesen inneren Rückzug zu akzeptieren. Gute Information und Unterstützung der Angehörigen ist in dieser Phase sehr wichtig.

Zunehmende Bewusstseinstrübung

Im weiteren Verlauf des Sterbens nimmt die Bewusstseinstrübung zu und es gelingt immer weniger, den Menschen aufzuwecken.

Hier haben Medizin und Pflege eine entscheidende Aufgabe: Sie müssen dafür sorgen, dass die Menschen in dieser Zeit nicht durch Schmerzen oder andere belastende Symptome gestört werden. Schmerzen zum Beispiel verhindern die Konzentration auf sich selbst sehr stark. Der Ausdruck, vor Schmerz „außer sich" zu sein, ist bezeichnend.

Die Bewusstseinstrübung ist selten gleichbleibend, sie schwankt ständig. Menschen, die seit Tagen im Koma liegen, werden manchmal für kurze Zeit wieder wach und sind fähig, ein paar Worte zu sagen.

Oft reagieren die Kranken in dieser Phase nur mehr auf die Stimme von ihnen sehr nahe stehenden Menschen. Es kann aber auch vorkommen, dass sie Bezugspersonen gar nicht mehr erkennen.

In diesem Zustand ist es manchmal hilfreich, wenn Angehörige oder dem bzw. der Kranken vertraute Menschen in der Nähe sind. Unruhe im Zimmer, häufiges Kommen und Gehen, kann jetzt besonders stören. Es ist auch günstig, den bzw. die Sterbende immer wieder für eine Zeit alleine zu lassen. Wichtig ist aber, zuvor Bescheid zu geben, also zu sagen: „Ich gehe jetzt, und in einer halben Stunde komme ich wieder."

Auch wenn der oder die Betreffende nicht mehr in der Lage ist zu sprechen, kann er bzw. sie dennoch hören. Sterbende benötigen aber mehr Zeit, um Worte ankommen zu lassen. Es ist daher notwendig, sich den Sterbenden gegenüber langsam und in einfachen Worten auszudrücken, um ihnen das Aufnehmen des Gesagten zu erleichtern und ihnen immer zu erklären, welche Pflegemaßnahmen oder sonstigen Handlungen durchgeführt werden.

> ⦿ **Wenn der Patient bzw. die Patientin auf nichts mehr reagiert, dürfen wir nicht daraus schließen, dass er/sie nichts mehr wahrnimmt! In jedem Fall gebührt Menschen mit vermindertem Bewusstsein und Menschen im Koma jene Würde und jener Respekt, die ihnen auch im wachen Zustand zuteil würden.**

Veränderungen der Atmung

Stunden bis Minuten vor dem Tod kommt es meist zu typischen Veränderungen des Atemmusters. Die Cheyne-Stokes-Atmung tritt durch die Schädigung des Atemzentrums auf.

📖 **Cheyne-Stokes-Atmung** = rhythmisch wechselnde Atmung mit zu- und wieder abnehmender Atemfrequenz und -tiefe und dazwischen liegenden Atempausen

Sie ist oft ein Vorzeichen der Schnappatmung, die kurz vor dem Tod einsetzen kann. Die Schnappatmung äußert sich durch einzelne schnappende Atemzüge, zwischen denen lange Pausen liegen können.

Hilfe für Angehörige

Die Aufgabe des Palliative-Care-Teams liegt auch darin, den Angehörigen diese Veränderungen zu erklären. Vor allem die Information, dass der innere Rückzug kein Zeichen von Ablehnung bedeutet, sondern vielmehr für den Sterbenden langsam der Bezug zur „Realität" (in unserem Sinne) verloren geht, kann Entlastung bringen.

Angehörige müssen unbedingt darauf hingewiesen werden, dass das Hörvermögen von Sterbenden deutlich länger bestehen bleibt, als es ihnen gelingt, sich selbst zu äußern, und sie daher noch immer **„ansprechbar"** sind. Oft möchten Angehörige noch sehr wesentliche Dinge aussprechen, die von dem oder der Sterbenden gehört werden sollen.

2.2 Stadien des Sterbens

2.2.1 Das Sterbephasenmodell nach Kübler-Ross

Die Psychiaterin Dr. Elisabeth Kübler-Ross brachte die Probleme und Aspekte des Sterbens Mitte der 80er Jahre in die breite Öffentlichkeit. Mit Hilfe von mehr als 200 PatientInnen-Interviews hat sie versucht, den Prozess der bewussten Auseinandersetzung mit dem Sterben in einem Phasenmodell darzustellen.

Die fünf Phasen sind durch die wechselnde seelische Verfassung der Sterbenden geprägt. Eine Phase steht für mögliche emotionale Reaktionen und Verarbeitungsweisen, die unterschiedlich intensiv sein können. Kübler-Ross ging davon aus, dass die Betroffenen diese Phasen nicht unbedingt linear (in der Reihenfolge Phase 1 bis Phase 5) durchleben, sondern auch zirkulär, die Phasen können sich wiederholen und sich in ihrer Intensität unterscheiden.

Die fünf Phasen

Nicht wahrhaben wollen/leugnen: Die Betroffenen versuchen, die Erkenntnis von sich abzuwehren: „Nein, ich doch nicht." Sie können die gesamte Tragweite der Situation für sich nicht wahrnehmen, die Antwort ist (vorerst) eine Verdrängungsreaktion.

Zorn: Die Betroffenen sind erfüllt von Groll, Wut und Neid: „Warum gerade ich?" Wut und Zorn liegen häufig darin begründet, dass alle Pläne und Aktivitäten ein Ende haben sollen. Der Neid richtet sich auf diejenigen, die das Leben ungestört genießen können. Die Aggression kann gegen sich selbst gerichtet sein oder gegen die Umwelt, z. B. direkt gegen einzelne Personen (auch Pflegepersonen). Das ist mitunter für diese Personen schwer auszuhalten. Ein selbstsicherer Umgang und das Zulassenkönnen von negativen Gefühlen erleichtert es, den Zorn des bzw. der Betroffenen nicht persönlich zu nehmen.

Verhandeln: Die Betroffenen versuchen durch Gegenleistungen (Gelübde, Spenden, Kirchgang, den Willen, bestimmte Termine einzuhalten) einen Aufschub zu erlangen.

Depression: Es taucht die Frage auf: „Was bedeutet das für mich?" Die Betroffenen verlieren alles, was ihnen ein sinnerfülltes Dasein und Freude bereitet hat. Sie nehmen innerlich von vielen Plänen, Zielen, Träumen, Menschen, Plätzen etc. Abschied.

Zustimmung: Der nahe bevorstehende Tod kann von den Betreffenden, oft nach einer intensiven Auseinandersetzung mit ihren Emotionen, akzeptiert werden.

Das Ziel der Pflegenden in diesen fünf Phasen ist es, den Sterbenden Hilfe und Beistand zu bieten.

Zu beachten

Im Erklärungsmodell von Elisabeth Kübler-Ross sind vor allem Personen mit einer unheilbaren, malignen Erkrankung erfasst.

Obwohl wir heute nicht mehr davon ausgehen, dass diese Phasen in allen Einzelheiten für alle Menschen zutreffen, können sie dazu beitragen, momentane Stimmungen, Äußerungen oder Handlungen der einzelnen Menschen besser zu verstehen. Sie helfen uns, den Gefühlen der PatientInnen wie Zorn, Ablehnung und Aggression Raum zu geben und unrealistisch scheinende Pläne eher nachvollziehen zu können (vgl. Arndt 2002, S. 60).

> Sterben ist immer ein höchst aktives, intimes und emotionales Geschehen.

2.2.2 Die drei Stadien im Sterbeprozess von Monika Renz

Monika Renz ist Musik- und Psychotherapeutin und hat Erfahrung in der therapeutisch-spirituellen Sterbebegleitung. Sie hat eine Untersuchung mit 80 betroffenen PatientInnen und deren Angehörigen durchgeführt, um zu analysieren, wie diese den Sterbeprozess wahrnehmen und ausdrücken. Renz sieht das Sterben als eine letzte Reifung des Menschen, in der das *Ich* radikal losgelassen werden muss und darüber hinaus ein tiefer Wandlungsprozess vollzogen wird, der durch ein starkes emotionales Erleben gekennzeichnet ist.

Renz unterscheidet drei Stadien im Sterbeprozess, in denen sich Sterbende im Übergang zum Tod befinden. Diesen Übergang versteht sie als ein Hin und Her zwischen „zwei Welten", als bewusstseinsnähere und -fernere Befindlichkeiten.

Davor

Der oder die Sterbende ist geistig anwesend im Hier und Jetzt. Häufig ist dieser Zustand verbunden mit der Angst, sich ins Ungewisse hinein loszulassen.

Hindurch

Hier kann es notwendig werden, grundlegende Ängste durchzustehen. Es geht dabei vor allem um jene Ängste, die für uns real schwer nachzuvollziehen sind, wie z. B. um die Angst nackt, minderwertig oder ausgesetzt zu sein. Renz geht davon aus, dass in Todesnähe sichtbar wird, mit welchen Ängsten ein Mensch in seinem Leben konfrontiert war. Einige Sterbende drücken ihre Ängste in Worten aus, andere beschreiben sie eher symbolisch (z. B. befinden sie sich in Tunnels, Röhren u. ä.).

Auf körperlicher Ebene besteht häufig extreme Unruhe, die sich auch über ein Durch-, Ab- oder Wegstoßen mit Beinen und Armen äußern kann. Aussagen wie: *„Ich falle"* oder *„Ich war ganz leicht"* drücken Veränderungen im Gefühl der Leiblichkeit und der Schwerkraft aus.

Häufig wollen Sterbende für sie Unerledigtes, Unsauberes aus der Vergangenheit bereinigen. Sie sprechen dann z. B. von Schmutz, Spinnen u. dgl. und haben unter Umständen das Bedürfnis sauber zu machen, zu wischen oder zu waschen. Auch innere Kämpfe gegen bedrohliche Wesen oder Läuterungsszenarien (Feuer, höllische Hitze u. ä.) können Ausdruck für dieses Hindurch-Stadium sein. Es treten dabei mitunter plötzliche körperliche Reaktionen wie Schweißausbrüche und Zittern auf. Renz betont, dass es für die Sterbenden wichtig ist, durch dieses „Hindurch-Stadium" zu gehen und betont: *„Angst ist nicht das letzte."*

Danach

Nach dem Hindurch folgt eine Auflösung. Obwohl medizinisch noch nicht tot, befinden sich Sterbende dabei wie „innerlich drüben" (jenseits der Bewusstseinsschwelle). Diese Zustände werden häufig als Befindlichkeiten des Ursprungs erfahren, als „Sein" ohne jede Angst. Einige Sterbende können sich dazu äußern, z. B. sprechen sie mitunter von

Heimkehr oder von einer Höhle als „gutes Sein", von einem „heiligen Raum" u. ä. Bei anderen erkennt man lediglich veränderte Gesichtszüge, die friedlich, verzückt oder erfüllt auf uns wirken.

Auch Renz geht davon aus, dass jeder Mensch das Sterben anders erlebt. Manche sterben ohne für uns sichtbare Hinweise auf das Hindurch, bei anderen erstreckt sich das Hin und Her über Wochen. Bei Menschen, die nicht sterben können, steht häufig noch Unerledigtes dazwischen.

verbale Kommunikation = Aussagen, die mit Hilfe der Sprache gemacht werden; **nonverbal** = Aussagen, die ohne sprachliche Hilfsmittel, über Körpersprache, Gesten, Gesichtsausdruck, Berührungen etc. vermittelt werden. Jede Form der verbalen Kommunikation hat auch einen nonverbalen Anteil.

> Für die Pflegepraxis sollen die Erkenntnisse von Monika Renz dazu dienen, psychisch-spirituelle Vorgänge während des Sterbeprozesses besser zu verstehen und sensibel auf Ängste sowie auf verbale und nonverbale Äußerungen zu reagieren.

Zusammenfassung

> Der Beginn des Sterbeprozesses kann nicht genau festgelegt werden. Die Endphase des Lebens (= Terminalphase) ist u. a. durch vermehrten Rückzug, zunehmende Bewusstseinstrübung und eine veränderte Atmung gekennzeichnet.
>
> Ein Sterbephasenmodell kann grobe Anhaltspunkte hinsichtlich der Verhaltensweisen von Sterbenden geben. Das Sterben ist aber ein sehr persönliches Geschehen, das dementsprechend unterschiedlich erlebt und ausgedrückt wird.

Fragen zur Wissensüberprüfung

1. Wie verhalten Sie sich einem sterbenden Menschen gegenüber, dessen Bewusstsein getrübt ist?
2. Was versteht man unter der Terminalphase?
3. Welche Phasen beschreibt E. Kübler-Ross in ihrem Sterbemodell?
4. Welche Stadien beschreibt M. Renz im Sterbeprozess?

Literatur

M. Arndt (2002): Pflege bei Sterbenden, Schlütersche Verlag, Hannover.
G. Holle (2001): Homöopathie-Zeitschrift, Fachzeitschrift für Klassische Homöopathie des Homöopathie-Forums, Gauting.
S. Husebö und E. Klaschik (2003): Palliativmedizin, 3. Auflage, Springer Verlag, Wien, New York.
S. Kostrzewa und M. Kutzner (2002): Was wir noch tun können, Hans Huber Verlag, Bern.
M. Renz (2000): Zeugnisse Sterbender. Todesnähe als Wandlung und letzte Reifung. Verlag Junfermann, Paderborn.
M. Seel, E. Hurling (2001): Die Pflege des Menschen im Alter, Brigitte Kunz Verlag, Hagen.

3 Bedürfnisse Sterbender

Lernziele

Nach dem Studium dieses Kapitels sollten Sie ...

... häufige körperliche Bedürfnisse Sterbender kennen.

... Bedürfnisse sterbender Menschen aufgrund der veränderten Sinneswahrnehmung kennen.

... die Sterbenden in ihren religiösen/spirituellen Anliegen unterstützen können.

... Basiskenntnisse über den Umgang mit Tod und Sterben in anderen Kulturen haben.

... sensible Bereiche in der religiösen/spirituellen Begleitung sterbender Menschen kennen.

... erkennen, dass der Tod nicht eindeutig definiert werden kann.

... Maßnahmen einleiten können, wenn ein Mensch verstirbt.

... wissen, wie wichtig es ist, Angehörige in die Betreuungsmaßnahmen bei Verstorbenen einzubeziehen, und danach handeln können.

... eine würdevolle Abschiedssituation gestalten können und sich der Wichtigkeit dieser Maßnahme bewusst sein.

Für eine optimale Betreuung sterbender Menschen ist es von besonderer Bedeutung, ihre individuellen Bedürfnisse und Wünsche zu erfassen und darauf im Rahmen der Pflegeplanung einzugehen. Das Einbeziehen von Angehörigen kann wertvolle Informationen zur Einschätzung der individuellen Pflegesituation bieten.

3.1 Alltagsbedürfnisse

3.1.1 Körperliche Bedürfnisse

Ausreichende Nahrungs- und Flüssigkeitsaufnahme

Schwerkranke Menschen verlieren zunehmend das Interesse am Essen. Meist sind es nur noch einzelne Lieblingsspeisen, die sie – oft nur in sehr geringen Mengen – zu sich nehmen.

Beispiel:

__MitarbeiterInnen des Hospiz Innsbruck berichten: „Viele unserer Patienten essen in dieser Zeit oft nur mehr Eis, am liebsten Vanille- oder Zitroneneis."

Für die Angehörigen kann die zunehmende Ablehnung von Nahrung enorm belastend sein. Jemanden zu ernähren bedeutet ja auch, ihn am Leben zu erhalten, und Ernähren ist eine ganz unmittelbare Art der Fürsorge und Hilfe. Es ist ganz wesentlich, den Angehörigen diese Vorgänge zu erklären, damit sie nicht versuchen, den Kranken zum Essen zu drängen.

Beispiel:

__Noch ein Zitat von MitarbeiterInnen des Hospiz Innsbruck: „Wir machen gute Erfahrungen damit, den Angehörigen andere Vorschläge zu machen, was sie für den Kranken tun können, wenn Ernähren nicht länger möglich ist. In dieser Zeit lieben die Kranken sanfte Massagen an den Händen, an den Füßen oder manchmal auch im Gesicht. Sie empfinden auch stilles Danebensitzen als äußerst wohltuend und unterstützend."

Bei unzureichender Flüssigkeitszufuhr wird besonders das ständige Feuchthalten der Mundschleimhaut zu einem großen Bedürfnis der sterbenden PatientInnen (→ Kapitel 6, Symptomkontrolle).

Erhöhtes Ruhebedürfnis

Die schwerkranken Menschen haben ein erhöhtes Ruhe- und Schlafbedürfnis. Störungen im Schlaf-Wach-Rhythmus sind häufig zu beobachten und der Bezug zur Zeit kann verloren gehen. Es ist wichtig, darauf zu achten, dass dem sterbenden Menschen ausreichend Ruhezeiten ermöglicht werden. Meistens benötigen Sterbende nicht rund um die Uhr jemanden an ihrer Seite, sondern Zeiten der Anwesenheit und Nähe sowie Zeiten des Alleinseins und der Distanz.

Der Zeitpunkt von Pflegehandlungen muss sich vorrangig nach den Bedürfnissen der sterbenden Menschen richten und nicht umgekehrt. Die Durchführung pflegerischer Maßnahmen im finalen Stadium soll höchstens jeweils 30 Minuten dauern, da es die PatientInnen ansonsten belasten könnte (vgl. B. Stapel).

Unerwünschte Besuche

Es gibt Besuche, die dem bzw. der Kranken gut tun, ihn/sie stärken und unterstützen. Andere Besuche sind möglicherweise belastend. Dem bzw. der Kranken ist es aber oft nicht möglich, von sich aus diese Besuche zu verhindern. Ein Schild an der Türe: „Wir bitten BesucherInnen, sich vor dem Betreten des Zimmers beim Pflegepersonal zu melden", kann eine gute Unterstützung bieten. Wir können den Patienten bzw. die Patientin fragen, ob er/sie möchte, dass Herr X oder Frau Y zu Besuch kommt. Es ist sehr viel leichter für schwerkranke Menschen, den Besuch uns gegenüber abzulehnen als gegenüber den BesucherInnen selbst.

Regelrechte Ausscheidung

Durch eine verminderte Flüssigkeitszufuhr nimmt die Harnmenge ab und damit die Belastung durch eine volle Harnblase zu. In manchen Fällen, wenn die Harnmenge größer ist, kann ein Dauerkatheter hilfreich sein. Wenn möglich, soll die Entscheidung darüber den PatientInnen selbst überlassen werden. Ist das nicht möglich, erfordert es ein sorgfältiges Abwägen, ob nun das Legen eines Dauerkatheters oder das häufige Reinigen nach dem Einnässen die jeweils größere Belastung für den sterbenden Menschen bedeutet. Geschlossene Inkontinenzsysteme sind unangenehm und in dieser Phase nicht angebracht.

Das Versagen der Verdauung ist auch ein Teil des Sterbeprozesses. Abführmittel und Einläufe sind in dieser Situation meist nicht mehr angemessen. Gleichzeitig ist aber zu bedenken, dass sterbende Menschen durch eine mögliche Obstipation belastet sind, wenn der Stuhlgang über einen längeren Zeitraum hinweg ausbleibt. Zu entscheiden, ob ein Abführen dem bzw. der Schwerkranken mehr Erleichterung bringt oder ihn bzw. sie zusätzlich belastet, ist eine Gratwanderung. Das entscheidende Kriterium ist zum einen, inwieweit der bzw. die Schwerkranke durch das Abführen leidet, zum anderen der Tastbefund des Abdomens (weich oder hart). Wenn die Entscheidung für eine Laxanziengabe gefallen ist, dann sollen vorwiegend möglichst sanfte Mittel eingesetzt werden.

Andere körperliche Bedürfnisse

Diese sind im Kapitel 6, Symptomkontrolle, näher beschrieben. Sehr häufige körperliche Bedürfnisse sind noch:

▶ Schmerzfreiheit/Schmerzlinderung (➔ Kapitel 7)
▶ Das Aufrechterhalten einer schmerzfreien und ausreichenden Atmung

3.1.2 Bedürfnisse aufgrund von veränderten Sinneswahrnehmungen

Sterbende Menschen haben meist eine intensivere Sinneswahrnehmung, da der Sterbeprozess mit einem vermehrten inneren Rückzug, einer Konzentration nach innen verknüpft ist.

Berührung/Tastsinn

Sterbende Menschen reagieren empfindsamer auf äußere Reize. Die Zuwendung über die Haut spielt eine besonders große Rolle. Es besteht häufig ein erhöhtes Bedürfnis nach Hautkontakt, danach, bei der Hand oder in den Armen gehalten zu werden sowie nach Umarmungen (→ auch Kapitel 4.2.2, nonverbale Kommunikation).

> Berührung ist immer gegenseitig.
> Wir können sehen, ohne gesehen zu werden,
> und so mit allen Sinnen.
> Aber niemand kann berühren, ohne berührt zu werden.
> Daher die Ehrfurcht, die echter, wacher, dankbarer Berührung bedarf.
>
> *David Steindl-Rast*

Die Berührung der Haut erreicht den kranken Menschen in allen Seins-Ebenen. Gezielte Berührungen wie einfaches Eincremen, rhythmische und atemstimulierende Einreibungen sind geeignete Maßnahmen, um das subjektive Wohlbefinden zu fördern und Entspannung zu erzielen. Eine pflegerische Handlung ist immer als Angebot zu verstehen, das dem kranken Menschen gemacht wird. Es ist dabei wesentlich, dass die Berührungen behutsam und achtsam erfolgen.

> **Schwerkranke nehmen sehr sensibel wahr, ob wir bewusst berühren oder ob wir mit unseren Gedanken woanders sind.**

Es gilt dabei zu beachten, dass Berührung zeitweise als eher unangenehm erlebt werden kann. Es kann auch sein, dass Berührungen, die zuvor als angenehm empfunden wurden (z. B. Massagen, Einreibungen), in der Terminalphase (Endphase) als belastend wahrgenommen werden.

Zu erkennen, was der sterbende Mensch zum jeweiligen Zeitpunkt braucht, setzt großes Einfühlungsvermögen voraus.

▶ Berührungen sollen in der Pflege ganz bewusst ausgeführt werden. Das vermittelt das Gefühl von Schutz und menschlicher Wärme.
▶ Berührungen und Bewegungen müssen dem bzw. der Kranken selbstverständlich vorab erklärt werden.
▶ Es ist wichtig, nonverbale Signale der PatientInnen zu erkennen, um entsprechend darauf reagieren zu können.

Durch die Bewegungslosigkeit und die Unfähigkeit, die eigene Position zu verändern, verlieren Sterbende ihr **Körpergefühl**. Sie wissen dann nicht mehr, wie groß und wie breit ihr Körper ist, wo er beginnt und wo er endet. Sie nehmen die Lage ihrer Füße nicht mehr wahr. Beim Lagewechsel ist es hilfreich, die Arme und Beine zunächst einmal nur zu berühren, damit sie dem Patienten bzw. der Patientin wieder bewusst werden.

Anregung

> ⚠ **Üben Sie, Berührungen bewusst wahrzunehmen. Wie reagieren Ihnen vertraute Menschen auf Ihre Berührung? Wie fühlen sich Berührungen von anderen Menschen für Sie an? Versuchen Sie, sich ganz bewusst auf die Qualität der Berührung zu konzentrieren, wenn Sie jemanden berühren oder von jemandem berührt werden.**

Geschmacks- und Geruchssinn

Diese Sinne sind bei Sterbenden meist stärker ausgeprägt. Duftstoffe (für uns kaum wahrnehmbar) können höchsten Widerwillen und Unbehagen auslösen.

Wenn Pflegende Parfüms und Rasierwasser benützen, kann das durch die Intensivierung der Geruchswahrnehmungen bei den Kranken Übelkeit hervorrufen (Vorsicht auch mit den eigenen Parfüms der PatientInnen).

Dasselbe gilt für Zigarettenrauch. Es kann belastend für sterbende Menschen sein, wenn die Kleidung und/oder der Atem der Pflegenden nach Zigarettenrauch riecht. Es liegt in unserer Verantwortung, die sterbenden Menschen nicht durch unachtsames Verhalten zusätzlich zu belasten.

Säurehaltige Obstsäfte können in der Geschmacksintensität als zu intensiv empfunden werden. Das ist bei der Mundpflege zu berücksichtigen.

Auch mit der Anwendung von Aromatherapie ist Vorsicht geboten, wenn sich der sterbende Mensch dazu nicht mehr äußern kann! Ätherische Öle sollen nur verwendet werden, wenn der Patient bzw. die Patientin in der Lage ist, die gewünschte Duftrichtung auszuwählen und diesbezüglich Rückmeldungen zu geben. Ansonsten: Weniger ist mehr! Viele PatientInnen empfinden es als erfrischend, eine frisch aufgeschnittene Zitrone oder Orange im Zimmer zu riechen.

Sehen

KunsttherapeutInnen, die mit sterbenden Menschen gearbeitet haben, berichten, dass offenbar auch die Farbwahrnehmung intensiviert sein kann. Farben, die wir gerade noch sehen können, werden von Sterbenden manchmal als sehr kräftig empfunden.

In der Pflege ist es wichtig, auf ein angenehmes Licht zu achten und darauf, dass die Dinge, die die Kranken sehen, von ihnen nicht als störend empfunden werden. Häufig ist zu grelles Licht den Sterbenden unangenehm. Bei direkter Sonneneinstrahlung ist es von Vorteil, den Vorhang zuzuziehen und insgesamt für eine eher gedämpfte Beleuchtung zu sorgen. Im Blickfeld des Kranken sollten (persönliche) Dinge stehen, die dem Sterbenden wichtig sind und ihm gut tun.

Beispiel:

_Ich erinnere mich an eine Station, die in den Zimmern gemalte Bilder von Clowns aufgehängt hatte. Eigentlich waren es heitere Bilder, aber von den Schwerkranken wurden sie oft als bedrohlich wahrgenommen und ich musste sie entfernen.

Wärmeempfinden

Das Wärmeempfinden verändert sich bei Sterbenden. Es fehlt ihnen die Kraft, eigene Wärme zu produzieren, aufgrund mangelnder Blutzirkulation bekommen sie leichter kalte Hände und Füße. Allerdings scheinen die Kranken dieses Auskühlen der Hände und Füße meist nicht wahrzunehmen.

Wärme wird assoziiert mit dem Gefühl von Geborgenheit und Sicherheit und daher kann es von sterbenden Menschen als sehr angenehm empfunden werden, wenn wir für Wärmezufuhr von außen sorgen. Zusätzliche Bettdecken werden aber meist als zu schwer empfunden. Die Kranken sind oft nicht mehr in der Lage, die Decken selbst zurückzuschieben. Hilfreich sind alle Formen von Nest-Lagerungen, wir verwenden dazu Still-Kissen und echte Schaffelle. Sie vermitteln Wärme und Geborgenheit.

Auch Wärmeflaschen oder warme Socken aus Schafwolle können geeignete Hilfsmittel sein.

Hören

Sterbende Menschen **hören** sehr gut. Sie nehmen Geräusche überdeutlich wahr. Selbst Menschen, die zuvor schwerhörig waren, reagieren jetzt sogar auf leises Sprechen oder Flüstern. Deshalb ist es wichtig, laute und plötzliche Geräusche zu vermeiden.

Vorsicht auch mit Musik!

Die frühere Lieblingsmusik des Kranken kann jetzt durch die Bewegungsunfähigkeit und durch das gesteigerte Hörvermögen belastend sein. Oft wird eher „fließende", leise Musik bevorzugt.

Beispiel:

MitarbeiterInnen des Hospiz Innsbruck berichten: „Wir machen sehr gute Erfahrungen mit Monochord-Musik, auch Entspannungs-CDs für Babys sprechen viele Sterbende offenbar an. Einige Schwerkranke empfinden Naturgeräusche wie Wasserrauschen, Vogelgezwitscher, Wellengeräusche oder auch Töne von Klangschalen als wohltuend."

3.1.3 Seelisch/spirituelle Bedürfnisse

spirituell = geistig, geistlich

Spirituelle Bedürfnisse können für sterbende Menschen eine große Bedeutung haben und in ihren Gedanken und ihrem Empfinden viel Raum einnehmen.

Menschliche Zuwendung und Liebe

Sterbende verlangen oft nach Beistand und Nähe, danach, dass Angehörige ihnen sagen: „Ich bin bei dir!" Es ist für den sterbenden Menschen wesentlich, von anderen angenommen und anerkannt zu werden als der Mensch, der er ist, damit sein Gefühl der Selbstachtung positiv unterstützt wird.

In der Pflege können wir dahingehend wirken, dass den Sterbenden die Möglichkeit eingeräumt wird, selbstständig Entscheidungen zu treffen, nach denen unser Handeln ausgerichtet wird.

Gefühle und Ängste ausdrücken können

Manche PatientInnen haben mit großen Ängsten zu kämpfen. Sie bringt der Gedanke an einen nahen Tod in eine schwere innere Krise, der sie sich nicht gewachsen fühlen. Manche haben Schuldgefühle und Angst vor Strafe oder befürchten, dass das Leben in wichtigen Punkten gescheitert ist und jetzt nicht mehr in Ordnung gebracht werden kann. Andere bewältigen ihre Angst im Gedanken an ihre Geborgenheit in Gott.

Letzte Dinge für sich regeln können

Das Ordnen der Hinterlassenschaften (z. B. Testament) sowie klärende Gespräche mit Personen, die den Sterbenden wichtig sind, sind hier von Bedeutung. Zwischenmenschliche Konflikte und Schuldgefühle können für sterbende Menschen sehr bedrückend sein. Es könnte in diesem Zusammenhang sehr wichtig sein, eine Aussöhnung in die Wege zu leiten.

Sinnfragen stellen können

Das Sterben eines Menschen, sein Abschied vom Leben, stellt in besonderer Weise die Sinnfrage. War mein Leben so, wie ich es mir gewünscht habe? War mein Bemühen umsonst? Was bleibt von meinem Leben? Für wen war es wichtig, dass ich gelebt habe? Solche Fragen stellen sich besonders in Zusammenhang mit wichtigen Beziehungen wie der zum Ehepartner oder zu den Kindern.

Spirituelle Rituale

Die Begleitung durch religiöse Rituale kann für Sterbende eine große Unterstützung sein. Ein Kreuzzeichen, das man den PatientInnen auf die Stirn zeichnet, kann sehr viel tröstende Kraft geben. In einer Situation, in welcher der Patient bzw. die Patientin oft nicht mehr in der Lage ist, anspruchsvolle Texte zu verstehen und nachzuvollziehen, sind gerade solche rituellen Handlungen hilfreich. Selbstverständlich müssen solche Handlungen mit allem gebotenen Respekt vor der spirituellen Einstellung der Kranken erfolgen.

Besonders gilt das auch für die Krankensalbung, die freilich oft als „letzte Ölung" verstanden und dann vielleicht gefürchtet wird. Es ist daher von Bedeutung, dass das Sakrament empfangen wird, wenn der bzw. die Sterbende noch in der Lage ist, dieses Ritual bewusst und frei zu erbitten sowie entsprechend innerlich zu vollziehen.

Auch den Angehörigen ist es wichtig, sich friedvoll zu verabschieden. Die Verarbeitung der Trauer kann sehr erschwert werden, wenn die Trennung nicht in Frieden geschehen konnte, wenn das Gefühl bleibt, man habe nicht alles getan, was möglich und nötig war. Deshalb ist etwa der Empfang der Krankensalbung oft ein dringender Wunsch der Angehörigen. Gerade auch für die Hinterbliebenen können religiöse Riten für die Trauerbewältigung wichtig sein.

> Es ist wichtig, dass Pflegepersonen die Bedeutung erkennen, die spirituelle Bedürfnisse für die PatientInnen und ihre Angehörigen haben. Der individuellen Haltung der Kranken soll prinzipiell mit Achtung begegnet werden.

3.2. Religiöse Begleitung Sterbender

3.2.1 Sinn des Lebens, Tod und Religion

Wir leben heute in einer Gesellschaft, in der viele unterschiedliche Kulturen und Religionen nebeneinander existieren. Gerade deshalb ist es notwendig, sich über verschiedene Rituale, Gebräuche und Einstellungen hinsichtlich Tod und Sterben Gedanken zu machen.

Religionen beruhen auf Jahrtausende alten Wurzeln, die bis heute große Bedeutung für die Menschheit haben. Daraus haben sich Rituale entwickelt, die dem Menschen Sicherheit, Zugehörigkeit und Sinnhaftigkeit im eigenen Leben, im Sterben und im Tod geben, ihn hoffen und vertrauen lassen, ihn nähren.

Es wäre vermessen, würde man behaupten, man könne im Rahmen dieses Lehrbuchs den Inhalt der Religionen erklären. Ganz im Gegenteil, es besteht sogar die Gefahr, mit ein paar zusammenfassenden Aussagen eine Religion auf diese wenigen Aussagen zu reduzieren und erst recht für Missverständnisse zu sorgen.

Die folgende Zusammenstellung zum Thema „Tod und Religion" hat dankenswerter Weise Theologe Univ.-Prof. Dr. Hans Rotter für unser Buch verfasst:

Religionen geben dem Sterben die Ausrichtung auf einen Sinn. *„Wer ein Warum zu leben hat, erträgt fast jedes Wie"* (F. Nietzsche). Wenn man einem Geschehen einen Sinn zusprechen kann, ist es weit leichter zu verkraften, als wenn es völlig sinnlos erscheint. Das darf freilich nicht so verstanden werden, als ob der Glaube das Sterben immer leicht machen würde. Das geistige Bestehen des Sterbeprozesses, der Angst vor dem Ende, sowie das Ja zum Abschiednehmen brauchen ausreichend Zeit, besonders wenn man sich in gesünderen Tagen nicht damit auseinander gesetzt hat. Das Sterben ist in der Tradition oft auch als „ars moriendi" verstanden worden, die man einüben und ein Stück weit lernen kann. Aber auch in dieser geistigen Auseinandersetzung mit dem Tod stellt sich immer wieder die Frage, ob damit alles aus ist, oder ob es ein Weiterleben gibt. Gibt es eine Gerechtigkeit, in welcher der Mensch für seine Leiden und für das Gute in seinem Leben einen Lohn findet, oder ist letztlich auch das irdische Leben schon sinnlos, weil das, wonach sich der Mensch im Innersten sehnt, nur Schein und Trug ist?

> **Ars moriendi** = Bezeichnung für die Kunst des Sterbens, kleines Sterbe- und Trostbuch des Mittelalters, → auch Kap. 1.1.1 Der Tod in früheren Zeiten

Auf solche quälenden Fragen geben die verschiedenen Religionen auf verschiedene Weise eine Antwort: Sie sprechen von Gericht, von Auferweckung des Menschen, oft auch in seiner leiblichen Gestalt, von Wiedersehen, von ewigem Leben, von Lohn und Strafe.

Im Folgenden sollen einige Antworten kurz zusammengefasst werden:

Antworten des Christentums

Für das Christentum ist die Vorstellung von einem personalen Gott entscheidend, dem der Mensch im Tod begegnet. Die Bestimmung des Lebens und seine letzte Erfüllung werden als liebende Begegnung mit diesem Gott verstanden. Der letzte Sinn liegt also in der personalen Liebe zwischen Gott und Mensch, die der Mensch oft nur sehr unvollkommen im irdischen Leben erfährt und nach deren vollkommener Gestalt er sich sehnt. Im Eingehen in die Ewigkeit wird ihm, im Angesicht Gottes, diese Unvollkommenheit und damit seine schmerzhafte Schuld bewusst. Hier erfährt er aber auch Gottes Vergebung und das Geschenk des ewigen Lebens.

Der Mensch wird im Tod nicht ausgelöscht, sondern er geht mit seiner ganzen Lebensgeschichte, die ja sein Ich ausmacht, in einen neuen Zustand ein, in dem die ganze irdische Vergangenheit zu einer unvergänglichen, aber verklärten und beglückenden Gegenwart wird.

Antworten des Judentums

Das Judentum hat keine eindeutige, verpflichtende Vorstellung von Tod und Jenseits. Man glaubt zwar an ein Leben nach dem Tod, aber im Alten Testament stellt man sich das Jenseits meist als eine dunkle Unterwelt vor, in der die Toten Gott nicht mehr preisen können. Es gibt auch verschiedene Auffassungen, ob zunächst nur die Seele weiterlebt, oder ob es nach dem Tod eine „Auferstehung der Toten" (mit Leib und Seele) gibt. Diese beiden Auffassungen haben sich später vereinigt zu dem Glauben, dass zunächst nur die Seele den Tod überdauert, aber dass sie sich später in der Zeit des Messias wieder mit dem Körper vereinigen und dann leiblich auferstehen wird. Den Menschen erwarten im Jenseits Lohn oder Strafe, durch die die offenkundigen Ungerechtigkeiten des irdischen Lebens ausgeglichen werden.

Antworten des Islam

Der Prophet Mohammed (7. Jh. n. Christus) verkündet, ausgehend vom Christentum, wie er es kennen gelernt hatte, eine neue Interpretation, die sich zu einer eigenen Religion entwickelt.

Auf den Tod des Gläubigen folgt der Tag der Wiedererweckung und des Gerichtes. Wer an Gott und seinen Gesandten glaubt, geht in das Paradies mit seinen Gärten und Bächen ein. Dort gibt es weder Krankheit noch Schmerzen noch Trauer und Tod.

Die Ungläubigen werden hingegen in das Höllenfeuer eingetaucht. Es gibt für sie keine Gelegenheit, auf die Erde zurückzukehren und den wahren Glauben anzunehmen. „Wahrlich, jene, die ungläubig sind und im Unglauben sterben – niemals wird von ihnen eine Erde voll Gold angenommen werden, auch wenn sie sich damit loskaufen wollten. Diese haben eine schmerzhafte Strafe und sie werden keine Helfer haben" (Koran 3,91).

„Wenn jemand im Unglauben stirbt, wird er nicht die Gelegenheit bekommen, nochmals zu dieser Welt zurückzukehren, um zu glauben.

Und wenn du nur sehen könntest, wie sie vor das Feuer gestellt werden! Dann werden sie sagen: ‚Ach, würden wir doch zurückgebracht! Wir würden dann die Zeichen unseres Herrn nicht für Lüge erklären, und wir würden zu den Gläubigen zählen'" (Koran 6,27).

Antworten des Hinduismus und Buddhismus

Die Todesvorstellung des Hinduismus und des Buddhismus ist entscheidend geprägt durch die Vorstellung einer Wiedergeburt. Entsprechend dem Zustand der Seele (dem „Karma") bedarf der Mensch im Tod meist noch einer Reinigung, die erst in einem weiteren irdischen Leben geschehen kann. Dazu wird der Mensch wiedergeboren, und zwar, je nach der Art seiner verbliebenen Unvollkommenheit, im Buddhismus als Titan, Mensch, Tier oder Hungergeist, im Hinduismus zusätzlich auch als Pflanze.

Der Glaube an eine Wiedergeburt wird nicht als befreiend empfunden, sondern im Gegenteil als belastend. Dadurch vervielfältigt sich für den einzelnen Menschen das Leid des irdischen Daseins. Das Leid des Menschen im irdischen Leben trägt zu der Reinigung bei, die schließlich aus dem Kreislauf der Wiedergeburten heraus- und in das Nirwana hineinführt. Die Sehnsucht des Menschen gilt deshalb der Befreiung aus dem Kreislauf des Lebens und dem Eingehen in das Nirwana, wo der Mensch als individuelles, personales Wesen völlig ausgelöscht wird und in einen überindividuellen Zustand oder auch in einem persönlichen Gott aufgeht.

Religiöse Riten

> **Ritus** = der lebendige Ausdruck von Glaubensüberzeugungen einer soziale Gruppe (vgl. Nassehi/Weber 1989, S. 54). Ritus meint auch den religiösen (Fest-)brauch in Worten, Gesten und Handlungen sowie das Vorgehen nach einer festgelegten Ordnung, das Zeremoniell.

Die Religionen institutionalisieren ihre Antworten in verschiedenen Riten.

Riten haben zwei wichtige Funktionen:

1. das Bewusstsein eines symbolischen Sinns wach zu halten und zu repräsentieren
2. wieder Kontinuität herzustellen, wenn ein Ereignis (z. B. Tod) den Ablauf der Alltagswelt stört

Man denke an die Begräbniszeremonien, die den Hinterbliebenen helfen, Abschied zu nehmen; an das Grab, das einerseits dazu dient, das Andenken an die Verstorbenen zu bewahren, andererseits aber auch, im Glauben an ihr Weiterleben Trost zu finden. Ähnlich kann auch das Gebet der Gemeinde an bestimmten Tagen und bei bestimmten Gelegenheiten den Trauernden Stütze und Trost geben.

3.2.2 Sensible Bereiche in der religiösen Begleitung Sterbender

Die verschiedenen Religionen haben bestimmte gemeinsame Bereiche, die einer besonderen Aufmerksamkeit durch uns Pflegende bedürfen, da sie sehr sensible und zugleich zentrale Themen in der jeweiligen religiösen Anschauung darstellen.

Folgende Punkte darf man bei der religiösen Begleitung Sterbender nie außer Acht lassen:

1. Gläubige einer Religionsgemeinschaft leben ihren Glauben gänzlich unterschiedlich. Manche messen den Ritualen der eigenen Religion eine hohe Bedeutung bei und praktizieren sie streng, während andere diese Handlungen entweder gar nicht oder in sehr unterschiedlicher Art und Weise durchführen.

2. Es ist wichtig, sich darüber im Klaren zu sein, dass man allein aufgrund der Religionszugehörigkeit eines Menschen noch nichts über seine spirituelle Lebensart weiß. Es käme einer groben Vorverurteilung gleich, würde man allein aufgrund der angegebenen Religion Rückschlüsse auf das praktizierte spirituelle Verhalten eines Menschen ziehen.

3. Religiöse Rituale lassen oft nur im Zusammenhang mit ihrem jeweiligen Ursprung ihren Wert und ihre Sinnhaftigkeit erkennen. Für Menschen mit anderen Glaubensvorstellungen mag manche Handlung nur schwer nachzuvollziehen sein.

Ernährung

Fleischverzehr: In einigen Religionen werden bestimmte **Fleischsorten** sowie einzelne Fischarten nicht gegessen. Beispielsweise verzichten viele Moslems und Juden auf Schweinefleisch, Hindus essen kein Rindfleisch. Die meisten Buddhisten sind Vegetarier und verzichten gänzlich auf Fleischprodukte.

Das den Regeln entsprechende **Schlachten** von Tieren stellt ebenso einen sensiblen Punkt dar und kann Grund dafür sein, dass Fleisch im Krankenhaus nicht verzehrt wird.

In manchen Religionen und Kulturen existieren Vorschriften für das **Zubereiten** von Speisen. So kann es sein, dass z. B. jüdisch Gläubige nicht dasselbe Messer nacheinander für Schinken und Gemüse verwenden oder Milch und Fleisch nur im Abstand von sechs Stunden essen bzw. nicht im selben Kühlschrank lagern.

Fasten: Das Fasten zu bestimmten Zeiten oder an gewissen Wochentagen (islamischer Fastenmonat Ramadan oder die Karwoche im Christentum) spielt in vielen Religionen eine große Rolle.

Problematisch kann die Situation werden, wenn kranke Menschen mit schlechtem Allgemeinzustand am Fasten festhalten möchten. Es kann zum Beispiel sein, dass moslemische PatientInnen im islamischen Fastenmonat Ramadan in der Zeit von Sonnenauf- bis Sonnenuntergang keine Mahlzeit und auch keine Medikamente einnehmen wollen. Der Ramadan berührt viele Moslems emotional besonders stark, da es für sie die letzte Gelegenheit bedeutet, ihre Angelegenheiten ins „Reine" zu bringen.

Körperpflege

> **Normen** = allgemein anerkannte, als verbindlich geltende Regeln. Sie sind auch Richtschnur für das Zusammenleben von Menschen.

Schamgefühl: Das Schamgefühl hängt von kulturellen Normen und auch maßgeblich von der einzelnen Person ab. In Kulturen, wo üblicherweise die Haut (und ev. auch das Haupt) ganz mit Kleidung bedeckt wird, wo sich Frauen selbst in der Nacht vollständig bekleiden, kann Nacktheit ein sehr großes Problem bedeuten. Es kann für sie demnach schwierig bis unmöglich sein, sich für bestimmte pflegerische und medizinische Handlungen entkleiden zu müssen. Oft wird bei einer Untersuchung der Frau das Beisein ihres Mannes gewünscht.

Für manche Menschen (z. B. manche Hindus) kann es auch schwierig sein, über diverse Beschwerden im Bereich der Geschlechtsorgane, des Harntraktes oder Verdauungsapparates zu sprechen, daher äußern sie sich dazu nicht.

In vielen Kulturen wird es generell als angenehmer empfunden, wenn die Pflege (vor allem bei Pflegeverrichtungen wie beispielsweise bei der Intimwaschung) von gleichgeschlechtlichen Personen durchgeführt werden kann. Dies gilt es in jedem Fall zu erfragen.

Reinigungsrituale: Die Körperhygiene ist in vielen Religionen deshalb ein sehr sensibler Bereich, weil Waschungen nicht nur zur Reinigung des Körpers dienen, sondern rituelle Waschungen auch einen Ausdruck von innerer, seelischer Reinheit bedeuten. Das Ermöglichen spezieller Reinigungszeremonien kann einen wertvollen Beitrag zum Wohlbefinden der PatientInnen leisten.

Der Zeitpunkt der Waschung kann für die Pflegeplanung von besonderer Wichtigkeit sein.

Mögliche gewünschte Zeitpunkte können sein:
- ▶ vor dem Beten: z. B. beten Moslems häufig fünfmal am Tag.
- ▶ vor den Mahlzeiten: z. B. Hände waschen und Ausspülen des Mundes.
- ▶ nach dem Toilettengang: Für manche Personen ist es wichtig, die Geschlechtsteile danach mit fließendem Wasser zu reinigen.

Fließendes Wasser: Häufig wird fließendes Wasser zur Waschung bevorzugt, weil Bäder mitunter als unhygienisch oder gar Ekel erregend angesehen werden.

Für viele Personen ist es von großer Bedeutung, dass alles, was mit Exkrementen in Berührung gekommen ist, äußerst sorgfältig gereinigt wird.

Gebete

Das Beten oder Meditieren zählt für viele Menschen unterschiedlicher Glaubensrichtungen zu einem wesentlichen Bestandteil ihrer Religionsausübung.

Zum Beispiel könnten viele Moslems das Verlangen haben, fünf Gebetszeiten am Tag einhalten zu können und dazu eine vorherige rituelle Waschung durchzuführen: Die Körperteile Gesicht, Ohren, Stirn, die Füße bis zu den Knöcheln sowie Hände und Arme bis zu den Ellenbogen werden unter fließendem Wasser gereinigt. Die Reinigung der Nase erfolgt durch das Hochziehen von Wasser und der Mund wird ausgespült. Das Gebet erfolgt meist in Blickrichtung Mekka. Häufig wird beim Beten das Haupt bedeckt, die Betenden ziehen die Schuhe aus und verwenden einen Gebetsteppich. Das Gebet wird von bestimmten Bewegungen begleitet, etwa niederknien oder den Boden mit der Stirn berühren.

📖 **Mekka** = Geburtsort Mohammeds, des Propheten des Islam und der Offenbarung des Koran (heiliges Gebetsbuch des Islam). Mekka liegt in Saudi-Arabien (in südöstlicher Himmelsrichtung).

Religiöse Gegenstände: Viele Religionen verwenden spezielle Gegenstände zur Ausübung von Riten:

▶ Figuren, Bilder von Göttern, Gebetsperlen, Glücksbringer, Talismane, Amulette, Blumen (z. B. Hindus)
▶ Rosenkranz, Kreuz (z. B. Christen)

Begleitung der Sterbenden

Manchmal wünschen sich sterbende Menschen den Beistand eines Priesters ihres Glaubenskreises (Rabbiner, Imam, Brahmane etc.). Meist sorgen die Angehörigen selbst dafür, wenn nicht, ist es unsere Aufgabe, das zu organisieren.

Hindus werden oft während des Sterbeprozesses Mantras aus den Veden (den heiligen Schriften des Hinduismus) und Gebete, besonders die Gottesnamen, ins Ohr geflüstert.

📖 **Mantra** = ein religiöser, als wirkungskräftig geltender Spruch, die poetischen Verse der Veden. Magische Formel der Inder.

Für **Moslems** bedarf ein friedvoller Sterbeprozess vor allem der Begleitung durch Angehörige. Für viele Moslems ist es wichtig, dabei in Blickrichtung Mekka zu sitzen oder zu liegen. Es wird im heiligen Buch, dem Koran, gelesen und das Glaubensbekenntnis für den Sterbenden gebetet: *„Es gibt keinen Gott außer Allah, und Muhammad ist sein Prophet."* Für viele Muslime ist es ein großes Anliegen, diese Worte zuletzt auszusprechen.

Buddhisten werden von Mönchen, Nonnen oder anderen Buddhisten begleitet, die ihnen meditative Texte, Gebetstexte vorlesen und Sutren (buddhistische Lehren) vorsingen, um die Angst zu mindern und den Geist zu beruhigen. Beim Sterben sind oft keine Angehörigen anwesend, da sie durch ihren Trennungsschmerz den Sterbenden zu sehr ablenken und ihn noch zu sehr an das irdische Dasein binden könnten. So nehmen Buddhisten oft schon vor Eintritt ihres Todes bewusst von ihren Angehörigen Abschied. Für viele ist es wichtig, bei vollem Bewusstsein sterben zu können, weshalb die Schmerztherapie in diesem Fall gut darauf abgestimmt werden muss. Das „tibetische Totenbuch" dient als Anleitung, um gut zu sterben. Die Meditation ist für viele sterbende Buddhisten sehr wichtig.

Im **Judentum** wird häufig vom Familienkreis oder der Glaubensgemeinschaft z. B. die erste Zeile des Gebetes „Schma Israel" für einen sterbenden Menschen auf Hebräisch gesprochen: *„Höre, Israel, der Herr ist unser Gott, der Ewige ist einzig! Liebe den Ewigen, deinen Gott mit ganzem Herzen, mit deiner ganzen Seele und mit deiner ganzen Kraft …"* Der Sterbende segnet seine Kinder und Enkelkinder. Häufig wird dem Verstorbenen unmittelbar nach seinem Tod für eine Minute eine Feder über Mund und Nase gelegt, um eine eventuelle Atemtätigkeit ausschließen zu können.

Umgang mit dem toten Körper

Berührung kann unerwünscht sein: Die Berührung eines toten Menschen kann unter Umständen problematisch sein. Gerade bei Moslems kann es absolut unerwünscht sein, dass der tote Mensch von einem Nicht-Moslem berührt wird. Lässt sich eine Berührung nicht vermeiden, so ist das Tragen von Handschuhen unbedingt anzuraten. Buddhisten warten mit dem Berühren bzw. Bewegen des toten Menschen eine Zeitlang, da sie davon ausgehen, dass das Bewusstsein nicht sofort nach dem Tod erlischt. Jüdisch Gläubige berühren den toten Körper an einem Sabbat oder Feiertag unter Umständen nicht.

> **Sabbat** = der jüdische Ruhe- und Feiertag, der 7. Tag der Woche (Samstag)

Hier kann es hilfreich sein, den Verstorbenen bis zur Abholung in die Aufbahrungskapelle zu verlegen. Die Angehörigen halten Totenwache, das heißt, dass der Leichnam nicht allein gelassen wird.

Spezielle Lagerungen: Viele Moslems wünschen, dass der Kopf des Verstorbenen in Richtung Mekka gedreht und die Hände seitlich an den Körper gelegt werden, sowie dass die beiden großen Zehen mit einem Faden zusammengebunden werden. In manchen Religionen wie z. B. im Judentum und Hinduismus wird der Leichnam auf den Boden gelegt.

Rituelle Waschungen: In einigen Religionen (z. B. Judentum und Islam) wird der Leichnam nicht nur mit rituellen Gebeten begleitet, sondern auch einer rituellen Waschung unterzogen. Es ist deshalb ratsam, den verstorbenen Menschen vorerst nur mit einem sauberen, weißen Tuch zu bedecken, um mit den Angehörigen abzuklären (falls noch nicht erfolgt), wie sie die rituelle Waschung organisieren möchten. Moslems verwenden zur Bekleidung des toten Körpers saubere, weiße Baumwollkleider, unter anderem ein nahtloses Hemd. Buddhisten hüllen den toten Körper in ein Laken ein, das kein Emblem haben darf.

Emblem = Kennzeichen, etwa das Logo des Krankenhauses oder Pflegeheims, Hoheitszeichen, Sinnbild

Bestattung

Die Bestattungsart richtet sich nach den religiösen Vorstellungen nach dem Tod. So ist es im Islam und Judentum üblich, die Verstorbenen oft innerhalb von 24 Stunden zu beerdigen. Im Hinduismus wird die Feuerbestattung bevorzugt, Buddhisten wählen ihre Bestattungsform frei.

Obduktion

Für manche Religionen ist der unversehrte Körper von hohem Wert, weshalb eine Obduktion ein großes Problem darstellen kann. Eine Obduktion kann auch als Respektlosigkeit gegenüber dem Toten und seiner Familie empfunden werden.

Trauer/Rituale der Hinterbliebenen

In den verschiedenen Kulturen und Religionen wird Trauer auf unterschiedliche Art und Weise ausgedrückt. Einige Beispiele:

- Im Judentum reißen Trauernde z. B. einen Kleidersaum auf.
- Hindus zeigen Trauer offen und mit Gesten; es wird viel körperliche Nähe zugelassen.
- Bei den Hindus sind auch Opfergaben über einen bestimmten Zeitraum in Form von Speisen und Getränken üblich.
- Bei den Moslems begleiten Verwandte und Freunde die Trauerfamilie in der ersten Zeit und übernehmen viele alltägliche Aufgaben. In den ersten paar Tagen vernachlässigen die Angehörigen des oder der Verstorbenen die eigene Körperpflege (waschen und kämmen sich nicht, wechseln ihre Kleidung nicht etc.). Die Familie hält sich eine bestimmte Zeit an gewisse Einschränkungen (z. B. verzichtet die Witwe auf Schmuck und verlässt das Haus nur wenn unbedingt notwendig).

Es kann leicht zu Missverständnissen führen, wenn wir ohne zu fragen vorwegnehmen, welche Voraussetzungen muslimische, jüdische oder buddhistische PatientInnen für die Praxis ihrer Religion brauchen. Es ist Aufgabe der Pflegepersonen, den Patienten bzw. die Patientin oder seine bzw. ihre Angehörigen zu fragen, was ihnen wichtig ist und was sie benötigen.

3.2.3 Haltung der Pflegepersonen

Die Herausforderung für Pflegepersonen besteht nun darin, dass sie mit für sie fremden Kulturen und Religionen und deren Verhaltensweisen und Ritualen in Berührung kommen, aus denen lediglich die jeweiligen Handlungen sichtbar sind.

Die eigentliche Motivation, an solchen Handlungen teilhaben zu wollen, kann von Personen mit anderer religiöser Zugehörigkeit in der Regel oft nicht oder nur unzureichend nachvollzogen werden. Die Gefahr besteht dann vor allem darin, dass die Wertigkeit, die eine bestimmte Handlung für den Betroffenen hat, unterschätzt oder erst gar nicht (an-) erkannt wird. So gilt es zunächst, sich bewusst zu machen, dass Menschen mit anderer Religionszugehörigkeit unter Umständen auch ein für sich anderes Wertesystem vertreten und bestimmte Handlungen für sie eine große Bedeutung haben.

> Aufgabe der Pflegepersonen ist es, die PatientInnen in ihren religiösen Wertvorstellungen anzunehmen und sie so weit wie möglich und vertretbar dahingehend zu unterstützen, dass sie diese Werte leben können.

Das erfordert von den Pflegepersonen die Bereitschaft, einen anderen Blickwinkel zuzulassen, auch wenn er gar nicht in das eigene Lebenskonzept passt oder zu passen scheint.

3.3 Der Umgang mit dem verstorbenen Menschen

3.3.1 Sichere und unsichere Todeszeichen

Ab wann ist ein Mensch tot? Diese Frage kann man nicht eindeutig und nur unter Berücksichtigung der folgenden Unterscheidungen beantworten:

Mit der Definition des „klinischen Todes" entsteht der Eindruck, dass wir genau feststellen könnten, wann der Tod eingetreten ist. Es ist aber keineswegs so, dass der Sterbeprozess mit dem klinisch feststellbaren Tod beendet ist.

Der „klinische" Tod

Ein Mensch ist innerhalb von drei Minuten nach Herz- und Atemstillstand klinisch tot. Der klinische Tod ist von den so genannten unsicheren Todeszeichen (s. u.) begleitet. Unsicher nennt man sie deshalb, weil eine Reanimation den Tod möglicherweise noch einmal verhindern kann.

Der Hirntod

Das ist der irreversible und vollständige Funktionsausfall des Gesamthirns (Großhirn und Hirnstamm). Der Hirntod bedeutet auch rechtlich den Tod des Menschen. Die Feststellung des vollständigen und irreversiblen Zusammenbruchs aller Gehirnfunktionen ist an einen umfangreichen Kriterienkatalog gebunden (vgl. Frowein 1999).

Diese Hirntod-Definition spielt im Zusammenhang mit der Organtransplantation eine große Rolle. Die vitalen Funktionen hirntoter Menschen werden durch spezielle Maßnahmen (Beatmung) künstlich aufrechterhalten, damit die Organe für den Empfänger funktionsfähig bleiben.

Der biologische Tod

Es erlöschen sämtliche Organfunktionen, was mit einer Veränderung einhergeht, die als sichere Todeszeichen (s. u.) verstanden werden. Der Körper erkaltet langsam (jede Stunde um ungefähr 1° Celsius).

Biologisch leben Zellen noch nach dem Hirntod weiter:

Herz	15–30 Min.
Leber	30–35 Min.
Lunge	bis zu 2 Std.
Muskeln	über 8 Std.
Magen, Darm	arbeiten noch bis zu 24 Std. weiter
Schweißdrüsen	arbeiten noch über 30 Std.
Spermien	leben noch bis mehrere Tage nach dem Tod

Mit dem Eintreten des Todes finden markante Veränderungen am Körper des toten Menschen statt. Beim Erkennen des Todes wird zwischen sicheren und unsicheren Zeichen oder Merkmalen unterschieden.

Sichere Todeszeichen

- **Totenflecke** (Livor mortis) an der Haut. Sie haben eine rotviolette Farbe und entstehen durch das Absinken des Blutes an die tiefsten Körperstellen. Sie bilden sich eine bis mehrere Stunden nach dem Tod.
- **Leichenstarre** (Totenstarre, Rigor mortis): Sie ist die Folge einer Kontraktion der Muskulatur, die so ihre Energievorräte aufbraucht. Die muskuläre Erstarrung beginnt vier bis zwölf Stunden nach dem Tod an den Muskeln von Unterkiefer, Hals und Nacken und breitet sich von hier in die Peripherie aus. Sie löst sich, abhängig von den Außenbedingungen, nach ein bis sechs Tagen.

Kontraktion, von lat. contrahere = zusammenziehen

▶ **Fäulnis- und Auflösungsprozesse** sowie der Verwesungsgeruch entstehen durch die Bildung von Gasen wie Ammoniak, Kohlendioxid, Schwefelwasserstoff und Stickstoff.

Unsichere Todeszeichen

▶ Eintritt von Bewusstlosigkeit
▶ Atemstillstand
▶ kein Puls tastbar, fehlender Blutdruck
▶ schlaffe Muskulatur
▶ fehlende Reflexe

In jedem Fall muss der Tod eines Menschen durch einen Arzt oder eine Ärztin festgestellt werden. ÄrztInnen sind verpflichtet, den verstorbenen Menschen zu untersuchen und die Todesanzeige auszufüllen, in der Angaben zur Person, zum Todeszeitpunkt, zur Todesart, Angaben im Falle übertragbarer Krankheiten sowie Angaben zur Todesursache natürlich oder unnatürlicher (= Gewalt, Unfälle, Verletzung, Selbstmord, Vergiftung) Art festgehalten werden.

Die Krankenhausverwaltung und die Angehörigen des bzw. der Verstorbenen müssen, den hausinternen Richtlinien folgend, benachrichtigt werden.

Pflegepersonen müssen den Arzt bzw. die Ärztin und ihre Stationsleitung vom Tod eines Patienten oder einer Patientin sofort verständigen.

Wenn ein Mensch zu Hause stirbt, führt der zuständige Hausarzt bzw. Sprengelarzt die Todesfeststellung durch und stellt die Todesanzeige aus.

3.3.2 Pflegemaßnahmen für den verstorbenen Menschen

Die innere Haltung von Pflegepersonen

Die Maßnahmen, die wir für einen verstorbenen Menschen ergreifen, sind die allerletzte Tat, ein Akt der Mitmenschlichkeit, den wir einem Menschen zukommen lassen können. Wie unterschiedlich auch immer sich die jeweilige Situation darstellen mag, vergessen wir nie, dass unsere Handlungen vordergründig zur Wahrung der Personenwürde des toten Menschen und für seine Angehörigen gesetzt werden.

Ein würdevoller Umgang drückt sich durch überlegtes und bewusstes Handeln bezogen auf den verstorbenen Menschen und seine Angehörigen aus, nicht aber durch ein mechanistisches Abarbeiten einer Maßnahmenliste. Werden die Tätigkeiten in Gedanken an die Person und an das, was wir von ihrem Leben erfahren konnten und durften, verrichtet, können sich daraus Möglichkeiten zu einer sehr persönlichen Gestaltung des Abschiednehmens ergeben. Das sind die kleinen Dinge und

Aufmerksamkeiten, die in einer solchen Situation große Wirkung haben und ihr die nötige Würde geben.

Es sei an dieser Stelle auch an unsere berufsethische Verantwortung nach dem grundlegenden Prinzip „Der Wert des Lebens" nach M. Arndt erinnert, die auch die Wahrung der Personenwürde eines verstorbenen Menschen mit einschließt.

Von der Wichtigkeit des letzten Anblickes

Der letzte Anblick eines Verstorbenen prägt sich in der Regel tief in das Gedächtnis der Angehörigen ein. Noch Jahre später ist man in der Lage, sich dieses Bild jederzeit in allen Einzelheiten in Erinnerung zu rufen. Von daher kann die Bedeutung dieses Augenblicks gar nicht hoch genug eingeschätzt werden.

Den Pflegepersonen kommt hier die besondere Aufgabe zu, eine würdevolle Situation zu schaffen, damit die Erinnerung an diesen letzten Anblick eine entlastende und gute Erinnerung für die Angehörigen sein und bleiben kann. In unserem Hospiz kommt es vor, dass Angehörige ein Foto des oder der Verstorbenen machen möchten: Es ist ihnen ein Anliegen, diesen gelösten und friedlichen Eindruck festzuhalten.

> Bei allen Maßnahmen, die am verstorbenen Menschen ergriffen werden, gilt grundsätzlich:
> Es gibt keinen Grund zur Eile oder Hektik! Verrichten Sie Ihre Tätigkeiten in Ruhe.

Körperpflege

Die Körperpflege des Verstorbenen ist nicht eine verpflichtende Hygienemaßnahme, sondern dient ausschließlich der Gestaltung einer würdevollen Abschiedssituation. Daher ist es nicht zwingend notwendig, dem toten Menschen eine Ganzkörperwaschung zukommen zu lassen, es sei denn, Angehörige oder die Pflegepersonen selbst verspüren dieses Bedürfnis im Sinne einer letzten Zuwendungshandlung für den Verstorbenen.

Bei Todeseintritt **kann** es vorkommen, dass aufgrund der Erschlaffung der Sphinkter Exkremente unwillkürlich aus dem Körper gelangen. Es empfiehlt sich deshalb, eine saugfähige Unterlage einzubetten und gegebenenfalls eine Waschung an verschmutzten Körperstellen durchzuführen. Wunden sollen frisch verbunden werden, speziell bei übelriechenden Wunden ist geruchsdichtes Verbandsmaterial (z. B. Folie) erforderlich, damit die Angehörigen beim Abschiednehmen nicht zusätzlich belastet werden. Im Falle eines Stomas wird der Stomabeutel gewechselt.

Sphinkter = Schließmuskel

Gekämmte Haare und eine Rasur tragen ebenso zur Pflege des toten Menschen bei wie das Einsetzten der Prothesen, sofern diese dem Patienten bzw. der Patientin noch passen. Die Augen werden sanft geschlossen. Sollten sich die Augenlider nicht schließen lassen und der Anblick deshalb für die Angehörigen belastend sein, dann hilft es, für einige Zeit feuchte Wattepads aufzulegen.

Hygiene

Es bestehen dieselben Richtlinien wie bei lebenden Menschen. Das PatientInnenzimmer bedarf keiner besonderen hygienischen Nachbereitung, sofern keine infektiöse Erkrankung bestand.

Verstorbene können ohne Handschuhe berührt werden, die Gefahr einer Vergiftung durch Eiweißfäulnisprodukte besteht nicht.

Das Betten des verstorbenen Menschen

Die Lagerung eines verstorbenen Menschen ist einerseits wichtig für das Gesamtbild, andererseits ist eine entsprechende Lage für das anschließende Einbetten in den Sarg von Bedeutung. Aufgrund der beginnenden Leichenstarre ist es wichtig, dass der tote Mensch mit dem Oberkörper nur leicht hochgelagert wird. Man kann eine kleine Rolle (zusammengerolltes Handtuch oder Zellstoffrolle) unter das Kinn legen, damit der Unterkiefer nicht herunterfällt. Vor allem wenn der offene Mund einen grotesken oder unästhetischen Eindruck vermittelt, ist diese Maßnahme angezeigt.

Der Verstorbene wird zugedeckt, die Hände werden über die Decke gegeben, zusammengelegt (ev. gefaltet), je nach individuellen Wünschen der Angehörigen kann man auch z. B. einen Rosenkranz oder Blumen darauf legen. Bei einer geplanten Obduktion ist es günstiger, die Arme parallel zur Körperachse zu legen. Sämtliche Sonden, Drainagen und Katheter dürfen nur verschlossen, nicht aber entfernt werden.

> ⊙ **Bei einer Lageveränderung des verstorbenen Menschen kann durch Entweichen von restlicher Luft aus der Lunge ein gut hörbares Geräusch entstehen. Es ist wichtig, das zu wissen, damit Sie in dieser Situation nicht erschrecken.**

Gestaltung des Raumes

Im Idealfall findet das Abschiednehmen in dem Raum statt, in dem der oder die Verstorbene die letzten Tage verbracht hat, da alle Beteiligten zu diesem Raum großen Bezug haben.

Das Zimmer soll in erster Linie einen aufgeräumten und ordentlichen Eindruck machen. Decken und alle Lagerungshilfen sowie andere Hilfsmittel wie Absaug- oder Sauerstoffgerät werden entfernt.

Individuelle Gegenstände wie Bilder, Blumen, Kerzen (als Symbol eines Lebens nach dem Tod), religiöse Gegenstände können für den persönlichen Rahmen sorgen.

Ist es aus diversen Gründen nicht möglich, im Patientenzimmer Abschied zu nehmen, muss auf spezielle Aufbahrungsräumlichkeiten oder auf einen Raum der Station zurückgegriffen werden, der „zweckentfremdet" wird.

Es ist wichtig, dies *vorher* mit den Angehörigen zu besprechen, damit für sie nicht der Eindruck entsteht, der oder die Verstorbene werde in eine „Kammer abgeschoben". Weiters ist darauf zu achten, dass dieses Zimmer in dieser Zeit nicht von anderen Personen betreten wird und die Gestaltung des Raumes so gut wie möglich dem Anlass gerecht wird.

Aufbahrungsräume haben oft den Nachteil, dass sie ohne Tageslicht ausgestattet und sehr kühl sind.

Machen Sie sich selbst ein Bild von den Aufbahrungsmöglichkeiten in Ihrer Institution und lassen Sie die Atmosphäre dieses Raumes auf sich wirken.

Anregung

Sonstiges

Im Krankenhaus wird an der Großzehe des Leichnams eine Identifikationskarte angebracht. Die Schmuck- und Wertgegenstände des bzw. der Verstorbenen müssen schriftlich aufgelistet und nach der jeweiligen Hausregelung verwahrt und unterschrieben werden.

3.3.3 Abschied nehmen

Der Abschied der Angehörigen

Für manche Angehörige ist es eine Hilfe zur Bewältigung des Verlustes, wenn sie bei den pflegerischen Aufgaben mithelfen und die Abschiedssituation mitgestalten können. Es ist von enormer Wichtigkeit für Angehörige, sich individuell verabschieden zu können. Dabei brauchen sie Unterstützung durch uns Pflegende. Sie haben oft Scheu davor, ihren Impulsen und Wünschen in der Situation zu folgen. Unsere Hauptaufgabe liegt dann darin, die Angehörigen zu **ermutigen**, sich ganz persönlich, auf ihre Art und Weise, zu verabschieden.

Berührungsängste: Berührungsängste sind keine Seltenheit. Es liegt an uns, den Angehörigen einen möglichst natürlichen Umgang mit dem oder der Verstorbenen zu zeigen: Oft wagen die Angehörigen erst, den toten Menschen zu berühren, nachdem wir Pflegepersonen ihn berühren, so, wie wir ihn wenige Minuten zuvor auch noch berührt haben.

Sich Zeit nehmen: Es ist wichtig, den Angehörigen zu vermitteln, dass die Zeit, in der der oder die Verstorbene noch da ist, besonders wichtig ist. Noch haben sie Gelegenheit, dem verstorbenen Menschen all das zu sagen, was während des Lebens ungesagt geblieben ist oder ihnen noch am Herzen liegt. Dazu kann es wichtig sein, dass alle Familienmitglieder auch die Gelegenheit haben, mit dem Verstorbenen alleine zu sein, wenn sie das wünschen. Angehörige benötigen ein unterschiedliches Maß an Zeit, um sich von ihrem oder ihrer Verstorbenen für immer zu verabschieden. Das kann unter Umständen Stunden bis Tage dauern. Aus den Erfahrungen im Hospiz wird berichtet, dass die meisten Angehörigen innerhalb eines Tages dahin kommen, dass es jetzt „gut ist" und sie den Verstorbenen zurücklassen können.

> **Der Faktor Zeit ist beim Abschiednehmen der Angehörigen nicht zu unterschätzen. Die nachfolgende Trauer ist nachweislich besser zu bewältigen, wenn ausreichend Zeit und Raum für den Abschied ermöglicht wurde.**

Gemeinsames Gebet: Ein gemeinsames Gebet kann für Angehörige sehr hilfreich sein. Es ist wichtig, dass wir Pflegepersonen keine Scheu davor haben, nachzufragen, ob der Wunsch zu beten besteht, und entsprechende Gebete auch vorschlagen können, sollten die Angehörigen Schwierigkeiten damit haben, ein passendes selbst zu finden.

Klären, wer sich sonst noch gern verabschieden möchte: Wir fragen immer, ob es noch jemanden gibt, für den es wichtig sein kann, sich zu verabschieden. Oft werden Freunde oder gute Bekannte vergessen und dieser Abschied ist in der Form nie mehr nachzuholen.

Häufig denken die Angehörigen in dieser Situation nicht an die Kinder, für die es ebenso wichtig ist, sich verabschieden zu können. Sie sollen den toten Menschen berühren dürfen, wenn sie das möchten.

Erinnerungen: Auf die Frage, ob Angehörige gerne etwas in den Sarg mitgeben möchten, wurden folgende Erfahrungen aus dem Hospiz Innsbruck gesammelt:

- ▶ Wir haben schon Spielzeugautos, Teddybären, Zeichnungen und Hochzeitsschuhe mit in den Sarg gegeben. Neben Blumen werden auch ganz oft Briefe mitgegeben.

- Ein 5-Jähriger hat seiner Oma eine Orange, die er mit Nelken bestückt hat, mit in den Sarg gelegt. Er meinte, damit es im Sarg immer gut riecht!
- Die 12-jährige Tochter hat für ihre verstorbe Mutter ein Freundschaftsbändchen geflochten und es dann um das Handgelenk der Mutter gebunden.
- Ein Ehemann legte seiner verstorbenen Frau den Hochzeitsschal um.

Manchmal gibt es auch etwas, das Angehörige vom Verstorbenen behalten möchten. Eine Mutter hat ihrer verstorbenen Tochter eine Locke aus dem langen Haar abgeschnitten. Sie sagte zur Pflegeperson: „Wissen Sie, ich habe auch die erste Locke von ihr aufbewahrt."

Der Abschied der Pflegepersonen

Auch Pflegepersonen dürfen und sollen die Möglichkeit nutzen, sich vom Patienten bzw. von der Patientin zu verabschieden.

Eine Pflegebeziehung kann nicht allein durch das Beenden einer Pflegedokumentation abgeschlossen werden. Es ist von großer Wichtigkeit, dass Pflegende für sich eine individuelle Form des Abschieds finden. Nur so können wir uns wirklich gut auf andere PatientInnen einlassen und ihnen auch gerecht werden.

> Pflegepersonen haben auch das Recht, Trauer zu empfinden und diese auszudrücken. Hinter jeder Professionalität steht der Mensch mit all seinen Gefühlen und Empfindungen. Und als solcher kann und darf er berührt sein vom Tod eines anderen Menschen. Trauer und Tränenspuren zeugen nicht von unzureichender psychischer Belastbarkeit oder von unprofessionellem Verhalten, sondern von Menschlichkeit im Pflegeberuf.

Beispiel:
Eine Intensiv-Schwester hat Folgendes berichtet: „Nach einer erfolglosen Reanimation ziehen sich alle beteiligten Ärzte und KollegInnen zurück. Ich bleibe mit dem toten Menschen allein zurück. Ich habe für mich eine Form des Abschiedes gefunden, die mir hilft: Ganz bewusst und sehr behutsam entferne ich alle Schläuche, alle Spuren der Reanimation, und ich tue das im Bewusstsein, dass das der letzte Dienst an diesem Menschen und zugleich mein persönlicher Abschied von ihm ist."

Angehörige berichten oft tief berührt, wie wertvoll und unterstützend sie es empfunden haben, wenn ÄrztInnen und Pflegende ihre Gefühle gezeigt haben. Sie empfinden es sehr unterstützend, als tiefe Mitmenschlichkeit und Mitgefühl.

Abschiedsrituale

Sie sind von großer Wichtigkeit für die Angehörigen und das Betreuungsteam. Sie unterstützen dabei, bewusst von verstorbenen PatientInnen Abschied zu nehmen, geben dabei das Gefühl von Sicherheit und laden dazu ein, der eigenen Trauer Raum zu geben und sie gemeinsam im Team zu tragen.

Die folgenden Abschiedsrituale sollen für Angehörige und das gesamte Betreuungsteam gleichermaßen eine Stütze für ihre Trauerarbeit sein. Sie kommen vorwiegend in Langzeiteinrichtungen zur Anwendung:

- ▶ Abschied nehmen vom Verstorbenen im Zimmer
- ▶ Eine Abschiedskerze für den Verstorbenen anzünden (z. B. einen Platz beim Eingangsbereich oder Stützpunkt dafür einrichten, mit Blumen schmücken u. ä.)
- ▶ Auf das gereinigte und frisch überzogene Bett eine Zeitlang eine Rose legen
- ▶ Ein Totengebet – Angehörige und das Betreuungsteam gemeinsam – sprechen
- ▶ In der Einrichtung eine Mappe gestalten (z. B. „Gedanken zum Abschied"), in die Fotos von den Verstorbenen eingeklebt werden und wo Personen aus dem Palliative-Care-Team kurze Biografien, bleibende Eindrücke aus der Zeit der Betreuung u. ä. hineinschreiben können
- ▶ Ein Buch für Angehörige, in das sie ihre Gedanken hineinschreiben können
- ▶ Ein Buch, in das sowohl Personen aus dem Betreuungsteam als auch Angehörige etwas hineinschreiben können
- ▶ Ein monatlich statt findendes Verabschiedungsritual für das Team, in dem an alle in diesem Monat Verstorbenen gedacht wird. Es können zur Gestaltung Texte, Gebete, Fürbitten und Musik eingesetzt werden.

Beispiel:

Die MitarbeiterInnen des Hospiz Innsbruck erzählen: „Wir stellen immer eine Öllampe auf, wenn jemand verstorben ist, so als sichtbares Zeichen dafür. Das gibt den anderen PatientInnen die Möglichkeit zu fragen, wer gestorben ist, wenn sie das wollen, und es ist auch eines unserer Rituale für das Team. Die Lampe wird im Gang aufgestellt und bleibt so lange, wie der oder die Verstorbene im Hospiz ist. Dazu gestaltet die jeweilige Pflegeperson eine Kerze mit dem Vornamen des Verstorbenen. Diese Kerze wird gleich nach Eintritt des Todes angezündet und sie wird dann später den Angehörigen mitgegeben. Diese Geste ist wohltuend für Angehörige, sie schätzen das sehr und für uns Pflegende ist es Teil unserer Verabschiedung.

Außerdem haben wir im Kardex eine Rubrik, in der sich alle vom Team eintragen können, wenn es ihnen wichtig ist, dass sie verständigt werden, wenn Herr/Frau XY verstorben ist. Manchmal kann es dann sehr gut sein, ev. auch an freien Tagen ins Hospiz zu kommen, um sich persönlich zu verabschieden, und es verhindert auch, dass man nach einigen freien Tagen in den Dienst kommt und der Mensch, den man zuvor intensiv betreut hat, ist dann einfach nicht mehr da. Abschiede sind uns allen sehr wichtig, nicht bei allen PatientInnen gleich, aber ganz besonders bei den Menschen, zu denen einzelne von uns eine tiefere Beziehung hatten.

Ein weiteres Ritual ist, dass wir bei der Teambesprechung immer kurz auch an die Menschen denken, die im letzten Monat gestorben sind. Wir reflektieren kurz die Betreuung, wie sie gelaufen ist, was wir dabei gelernt und erlebt haben. Ich meine, das ist unerlässlich, wenn wir unsere Fähigkeit, uns immer wieder auf neue Menschen sehr einlassen zu können, aufrechterhalten wollen."

Eine Kerze, aufgestellt an einem allgemein zugänglichen Ort des Krankenhauses, Hospizes oder der Palliativstation, kann Teil des Abschiedsrituales sein.

Zusammenfassung

> Es ergeben sich für den sterbenden Menschen meist eine Reihe an körperlichen, seelischen und sozialen Bedürfnissen. Diese gilt es zu erheben und darauf im interprofessionellen Rahmen einzugehen. Für die religiöse Begleitung ist es wichtig, sich sensibler Bereiche bewusst zu sein und wertschätzend damit umzugehen.
>
> Beim Umgang mit dem toten Menschen ist eine würdige Haltung der verstorbenen Person gegenüber sehr wichtig.

> Pflegepersonen haben mit der Gestaltung der Abschiedssituation größten Einfluss auf den letzten Augenblick für die Angehörigen und damit auch ein Stück weit auf die Trauerverarbeitung.

Fragen zur Wissensüberprüfung

1. Worauf sollten Sie hinsichtlich Berührung bei sterbenden Menschen allgemein achten?
2. Welche seelisch/spirituellen Bedürfnisse können für sterbende Menschen von Bedeutung sein?
3. Welche Bereiche sind in der Begleitung sterbender Menschen unterschiedlicher Religionen besonders sensibel?
4. Was sind sichere/unsichere Todeszeichen?
5. Wie können Sie Angehörige beim Abschied vom verstorbenen Menschen unterstützen?
6. Wie nehmen Sie selbst von Verstorbenen Abschied?

Literatur

M. Arndt (2002): Pflege bei Sterbenden, Schlütersche Verlag, Hannover.

E. Biser, F. Hahn, M. Langer u. a. (Hg.) (1999): Der Glaube der Christen. Bd. I: Ein ökumenisches Handbuch, bes. S.926–1082. Pattloch, München und Stuttgart.

D. Domenig (2001): „Professionelle transkulturelle Pflege". Huber Verlag, Bern.

W. Kasper u. a. (Hg.)(1993–2001): Lexikon für Theologie und Kirche. 11 Bde. 3. Aufl. Herder, Freiburg i. Br.

E. Kellnhauser et al (2004): Thiemes Pflege. 10. Auflage. Georg Thieme Verlag, Stuttgart New York.

J. Lengauer (2002): Sterbekultur und Abschiedsrituale im Seniorenheim in Schloss Hall. http://predigten.at/palliative/kult.htm

N. Menche et al (2001): Pflege Heute. Urban & Fischer Verlag, München.

A. Nassehi und G. Weber (1989): Tod, Modernität und Gesellschaft. Entwurf einer Theorie der Todesverdrängung. Westdeutscher Verlag, Opladen.

J. Neuberger (1995): „Die Pflege Sterbender unterschiedlicher Glaubensrichtungen" Ullstein Mosby, Wiesbaden.

F. H. O. Rest (1995): Leben und Sterben in Begleitung. Vier Hospize in Nordrhein-Westfalen. Münster.

H. J. Schoeps (1957): Die großen Religionen der Welt. Christentum, Judentum, Islam, Buddhismus, China, Hinduismus. Droemer, München.

M. Seel (1992): Die Pflege des Menschen. Brigitte Kunz Verlag, Hagen.

B. Stapel (2003): Palliative Care. Palliativmedizin (PAL) und Hospizbewegung, http://www.ahop.at/html/stapel2.pdf

B. Stapel (2003): Palliative Care. Die letzten Lebenstage, Pflege in der Terminalphase. www.ahop.at

4 Kommunikation in der Palliative Care

Lernziele

Nach dem Studium dieses Kapitels sollten Sie ...

- *... die Kommunikation als ein wichtiges Basiswerkzeug in der Betreuung sterbender Menschen verstehen.*
- *... wesentliche Kommunikationsgrundlagen kennen.*
- *... wissen, wie aktives Zuhören funktioniert und seine Bedeutung für die Praxis verstehen.*
- *... die Besonderheiten in der Sprache sterbender Menschen kennen.*
- *... Basiskenntnisse über die Berührung als nonverbale Kommunikationsform in der Betreuung sterbender Menschen haben.*
- *... wissen, welche Bedeutung allgemein Wahrheit und Wahrhaftigkeit für den schwerkranken Menschen und seine Angehörigen hat.*
- *... die Bewusstseinskontexte nach Glaser und Strauss kennen.*
- *... wissen, wie ein gutes Aufklärungsgespräch organisiert und gestaltet sein soll.*
- *... pflegerische Aufgaben im Zusammenhang mit dem Thema Wahrheit/Aufklärung kennen.*

Die Kommunikation ist das Hauptwerkzeug unserer beruflichen Tätigkeit. Die Qualität des Betreuungsprozesses und der Pflegebeziehung sowie die Lebensqualität der PatientInnen und ihrer Angehörigen hängen zum überwiegenden Teil vom Gelingen einer guten Kommunikation ab, sie ist die Grundvoraussetzung dafür.

In der Palliative Care benötigen alle Teammitglieder eine hohe kommunikative Kompetenz, also den nötigen Sachverstand, die Fähigkeit, mit anderen in Verbindung zu treten. Die Basis dieser Kompetenz erwirbt man sich in seiner Ursprungsfamilie. Zusätzlich ist es durch Lernprozesse möglich, seine kommunikativen Fähigkeiten zu verbessern. Kenntnisse verschiedener methodischer Ansätze der Kommunikation sowie die Bereitschaft, sich in seinen kommunikativen Fähigkeiten durch ständige Reflexion in der praktischen Anwendung zu steigern, können diesen Lernprozess fördern. Damit verbunden ist auch eine Reifung der eigenen Persönlichkeit, was besonders in der Pflegetheorie nach Hildegard Peplau betont wird.

Kommunikation, von lat communicatio = Mitteilung, und communicare = miteinander machen, beraten, einander mitteilen. Kommunikation findet immer zwischen zwei oder mehr Menschen statt.

Reflexion, von lat. reflexio = Rückstrahlung. Reflexion meint vertieftes Nachdenken über etwas, im hier genannten Zusammenhang über sich selbst, seine eigenen Handlungen und Verhaltensweisen.

4.1 Kommunikationsgrundlagen

4.1.1 Kommunikationskanäle

Die Kommunikation erfolgt zum einen über die Sprache (= verbal), und zum anderen über körpersprachliche Signale (= nonverbal). Die Körpersprache drückt sich über die Körperhaltung und -bewegung, über Gesten, Mimik, Blickrichtung und Körperkontakt bzw. Nähe aus. Zu beachten ist, dass die Kommunikation zum überwiegenden Teil von nonverbalen Signalen bestimmt wird. Der nonverbalen Ausdrucksweise wird wesentlich mehr Bedeutung beigemessen, sie verrät (gewollt oder ungewollt) einiges über die Person selbst.

Beispiel:

Sagt uns eine Patientin mit herunterhängenden Mundwinkeln oder gar Tränen in den Augen, dass sie sich heute ausgezeichnet fühlt, werden wir ihre Worte anzweifeln.

Für die Entwicklung einer guten Pflegebeziehung ist es ganz besonders bei sterbenden Menschen von Bedeutung, dass Pflegepersonen in ihrem Verhalten kongruent erscheinen, um für die PatientInnen vertrauenswürdig zu sein.

> **kongruent =** deckungsgleich. Sachinhalt und nonverbales Verhalten stimmen überein.

Gerade sterbende Menschen haben ein ausgeprägtes Gespür für Echtheit. Sie merken schnell, ob ihnen ein Mensch oder eine „menschliche Fassade" gegenüber sitzt. Sich jemandem als Mensch zu zeigen bedeutet, Zugang zu seinen eigenen Gefühlen zu haben und sich selbst mit den eigenen Stärken und Schwächen annehmen zu können.

Paul Watzlawick hat folgende zwei Grundsätze (Axiome) definiert:

1. Man kann nicht nicht kommunizieren.

Kommunikation findet in jeder Begegnung zwischen Menschen statt. Jede Pflegehandlung bedeutet auch Kommunikation, selbst wenn dabei nicht gesprochen wird. Auch ein Schweigen oder ein Nichthandeln haben Mitteilungscharakter. Es kommt wesentlich darauf an, wie sich die Pflegeperson dem Patienten oder der Patientin gegenüber gibt und verhält.

2. Jede Nachricht besteht aus Inhalts- und Beziehungsebene.

Jede Nachricht vermittelt neben der sachlichen Information auch etwas über das persönliche Verhältnis zum Kommunikationspartner. Es geht darin um Botschaften über die Beziehung, die „mitgesendet" werden. Man kann sagen, je eindeutiger die Beziehung zum Kommunikationspartner ist, desto eher kommt die Nachricht im Sinne des Senders oder der Senderin an.

Beispiel:

Fr. Mair fragt Eva: „Gefällt Ihnen dieser Beruf?" In dieser Frage schwingen aber auch Aussagen über die Beziehung der beiden mit. So könnte die Schülerin diesen Aspekt wie folgt interpretieren:

Interesse: Fr. M. möchte von mir etwas Persönliches erfahren.
Kritik: Fr. M. hat den Eindruck, ich bin nicht geeignet für diesen Job.
Bewunderung: Fr. M. bewundert mein Engagement.
Bedürfnis: Fr. M. möchte sich mit mir unterhalten.

Je nach dem, wie sich die Beziehung zwischen Eva und Fr. Mair bisher gestaltet hat, wird Eva die Nachricht in die eine oder in die andere Richtung verstehen.

> **Das Aufbauen einer aufrichtigen und einfühlsamen Pflegebeziehung erleichtert die Kommunikation erheblich. Sie beugt Missverständnissen vor.**

Die vier Seiten einer Nachricht

Schulz von Thun hat die Axiome von Watzlawick auf die folgenden vier Aussagen erweitert.

Jede Aussage enthält:

- einen sachlichen Inhalt: die Mitteilung des Inhalts
- eine Selbstoffenbarung: der Sprecher, die Sprecherin, teilt damit etwas über sich mit
- eine Beziehungsebene: enthält eine Information über die Beziehung der jeweiligen KommunikationspartnerInnen
- einen Appell: darin ist enthalten, was der Sprecher oder die Sprecherin mit seiner/ihrer Aussage erreichen möchte

Beispiel:

Hr. Müller sagt zur Schülerin Elke: „Meine Familie kommt mich so selten besuchen."

sachlicher Inhalt: Meine Familie kommt mich so selten besuchen.
Selbstoffenbarung: Ich fühle mich einsam.
Beziehungsinhalt: Ihnen kann ich das anvertrauen.
Appell, z. B.: Bleiben Sie bei mir für ein Gespräch!

So wie jede Aussage vier Seiten enthält, kann der Empfänger bzw. die Empfängerin mit den vier darauf ausgerichteten „Empfangsohren" hören. Je nachdem, auf welchem Ohr Schülerin Elke diese Botschaft empfängt, wird ihre Reaktion dementsprechend unterschiedlich sein:

Beispiel:

Hört Elke mit dem:

__*Sachohr*, wird ihre Reaktion folgende sein: Sie wird vor dem Hinausgehen noch sagen: „Ja, ich weiß. Sie sind ja alle berufstätig."

__*Selbstoffenbarungsohr*, wird sie vielleicht sagen: „Sie machen auf mich den Eindruck, als ob Sie sich einsam fühlen."

__*Beziehungsohr*, wird sie sich vielleicht denken: „Schön, dass Hr. Müller mit mir darüber sprechen möchte."

__*Appellohr*: „Wissen Sie was, Hr. Müller, ich verräume noch schnell die Tabletts und werde Ihnen anschließend ein wenig Gesellschaft leisten, wenn Sie das möchten."

> ◉ **Mit einer Nachricht wird wesentlich mehr transportiert als die reine Sachinformation. Unabhängig von dieser kann die Nachricht unterschiedlich verstanden werden, was nachfolgende Reaktion und Handlung des Empfängers bzw. der Empfängerin bestimmt.**

Dieses Wissen kann helfen, die Absichten und Wünsche des Gegenübers besser zu ergründen und die eigene Reaktion bewusster zu steuern.

Es gibt darüber hinaus noch andere, sehr hilfreiche Kommunikationsmodelle (z. B. die Transaktionsanalyse nach E. Berne), auf die aber in diesem Rahmen nicht näher eingegangen werden kann.

4.1.2 Aktives Zuhören

Aktives Zuhören ist derjenige Teil der Kommunikation, den wir Pflegepersonen am häufigsten einsetzen. Hier steht der Patient oder die Patientin im Zentrum der Aufmerksamkeit, er/sie will uns etwas erzählen und wir hören „nur" zu.

> ◉ **Gutes Zuhören ist Schwerstarbeit!**

Zuhören ist nicht so einfach, wie man gern glauben möchte. Aktives Zuhören benötigt ein höchstes Maß an Aufmerksamkeit und Konzentration. Ein ablenkender Gedanke (über die gestrige Geburtstagsfeier z. B.) genügt, um diese notwendige Konzentration zu stören. Es ist deshalb Voraussetzung, uns bewusst auf aktives Zuhören einzustellen, den Patienten oder die Patientin ganz in den Mittelpunkt unserer Aufmerksamkeit zu rücken und sich die Welt aus seinem bzw. ihrem Blickwinkel schildern zu lassen. Dabei geht es darum, den Menschen mit seinen persönlichen Erfahrungen und Sichtweisen als diesen anzunehmen und nicht zu bewerten, zu korrigieren oder mit Sofortlösungen aufzuwarten: Zum Anderen „ja" zu sagen als Mensch, der er ist.

Nonverbal wird das aktive Zuhören durch eine interessierte, dem Sprecher bzw. der Sprecherin zugewandte Körperhaltung, durch Kopfnicken und Blickkontakt unterstützt.

Techniken beim aktiven Zuhören

Paraphrasieren: den gehörten Gesprächsinhalt in eigenen Worten sinngemäß wiedergeben. Das hat drei Wirkungen:

- Es lässt sich feststellen, ob man den Inhalt richtig verstanden hat.
- Für den Sprecher oder die Sprecherin kann das eine wertvolle Hilfe sein, das eigene Anliegen mit den Worten und aus dem Mund einer anderen Person wieder zu hören. Das hat eine völlig andere Wirkung.
- Es vermittelt der sprechenden Person gegenüber Verständnis, Wertschätzung und Nähe.

Verbalisieren: in Worten ausdrücken, was bei einem gefühlsmäßig „ankommt". Dadurch wird Einfühlungsvermögen und Menschlichkeit spürbar.

Wer sind unsere KommunikationspartnerInnen?

- PatientInnen
- Angehörige, Bezugspersonen
- BerufskollegInnen (inkl. der Auszubildende)
- ÄrztInnen
- RaumpflegerInnen
- SeelsorgerInnen
- PsychologInnen
- PhysiotherapeutInnen und VertreterInnen aus anderen Bereichen des Gesundheitswesens

4.2 Kommunikation mit Sterbenden

4.2.1 Die Sprache sterbender Menschen

Diese Art von Sprache drückt sich häufig über Andeutungen, Gleichnisse, Bilder, Märchen, Mythen und Symbole aus. Das bedeutet, Sterbende sprechen plötzlich „verschlüsselt" und für uns oft auf den ersten Blick nicht nachvollziehbar.

Symbole und Bilder sind für uns Menschen seit Jahrtausenden Energieträger und die bevorzugte Sprache des Unbewussten. Diese Sprache lässt dem Sterbenden mehr Möglichkeiten, innere Vorgänge zu beschreiben und nach außen zu bringen. Die Aussagen können nicht wörtlich genommen werden. Sie sind die zerbrechliche Hülle für einen tiefer dahinter stehenden Wortsinn. Klare Aussagen verschwimmen hinter einer Fassade (vgl. Renz 2000, S. 40).

Zum Beispiel kann ein Sterbender oder eine Sterbende mit folgendem Satz versuchen etwas anzudeuten: „Ich glaube, ich habe es geschafft."

Solche Aussagen können ein Tor öffnen und dem Patienten bzw. der Patientin ein offenes Gespräch ermöglichen. Oft steht dahinter die Hoffnung, dass der oder die andere diese Botschaft aufnimmt und darauf entsprechend reagiert: z. B. „Wie soll ich das verstehen?" „Was wollen Sie damit sagen?"

> Diese besondere Art der Kommunikation erfordert von den BetreuerInnen sehr viel Sensibilität und Fingerspitzengefühl sowie Zeit, echtes Interesse am jeweiligen Menschen und Mut, sich einzulassen.

Häufig verwendete Symbole

Zeit und Raum: Hier spürt der sterbende Mensch, dass sich für ihn die Dimension Zeit zu verändern, sich aufzulösen beginnt. Aussagen wie *„Meine Uhr geht nicht richtig"* oder *„Ich spüre eine andere Zeit"* können auf diese innere Veränderung hindeuten (vgl. Specht-Tomann, Tropper 2000, S. 145).

Sterbende haben ein anderes Gefühl für Raum und Zeit, sie erleben Gegenwärtiges viel intensiver. Eine unbequeme Lage oder eine erschwerte Atmung kann in dieser erlebten „Zeitlosigkeit" als endlose Zeitspanne erlebt werden. Aus diesem Grund ist es wichtig, auf momentan belastende Symptome sofort zu reagieren!

Eine Reise machen: Der sterbende Mensch bereitet sich auf seine „letzte Reise" vor und bringt diese in Form von Aussprüchen zum Ausdruck wie z. B.: *„Ich habe meinen Koffer gepackt"* oder *„Ich habe meinen Reisepass vergessen"* oder *„Ich versäume den Zug"*. Sterbende sprechen sehr häufig von größeren und kleineren Reisen. Sie sehnen sich oft auch nach bestimmten Orten zurück, an denen sie glücklich waren (vgl. Specht-Tomann, Tropper 2000, S. 144–145).

4.2.2 Nonverbale Kommunikation in Form von Berührung

Körperkontakt und Berührung sind ursprünglichste Formen der sozialen Kommunikation, sie findet ohne sprachliche Hilfsmittel, also nonverbal, statt. Wenn die Kommunikation z. B. aufgrund zunehmender Bewusstseinstrübung eingeschränkt ist, wird der direkte Körperkontakt zu einem sehr wesentlichen Kommunikationsmittel.

Forschungsarbeiten aus Kliniken beschreiben, dass Pflegepersonen Sterbende leider zunehmend weniger und flüchtiger berühren. Das kann mit der Scheu vor dem nahenden Tod begründet sein oder eine Antwort auf den Rückzug und den Abschied des bzw. der Sterbenden bedeuten (vgl. Jancke 2002, S. 98).

Die Qualität der Berührung

Es ist wesentlich zu wissen, dass die Art und Weise der Berührung (fest, flüchtig, hart, oberflächlich, kosend etc.) den PatientInnen indirekt immer etwas mitteilt, etwas „aussagt". Die Qualität der Berührung bestimmt das Wohlbefinden der PatientInnen entscheidend mit.

Anregung

Versuchen Sie, sich verschiedener Berührungsqualitäten anhand eigener Erfahrungen bewusst zu werden.

Erinnern Sie sich an eine Situation, in denen eine bestimmte Berührung in Ihnen Wohlgefühl oder Missgefallen ausgelöst hat und zwar abhängig davon, wer diese Handlung ausgeführt hat.

Denken Sie dabei z. B. an einen Begrüßungshandschlag oder an eine Haarwäsche beim Frisör o. ä. Können Sie nachvollziehen, wie wichtig die Art der Berührung ist? Stellen Sie sich weiter vor, Sie wären nicht in der Lage, ein Missempfinden, ausgelöst durch eine nicht angenehme Berührung, zu äußern.

In der Pflege läuft man aufgrund der gewonnenen Routine und Sicherheit bald Gefahr, Berührungen insgesamt schnell, kurz und zweckmäßig durchzuführen. Beobachtet man zwei Pflegepersonen beim Richten eines Bettes, so kann man sich dies gut bildhaft vorstellen.

Berühren wir einen Menschen, so ist es notwendig, das Augenmerk weg von der Zweckmäßigkeit hin zur Qualität der Berührung zu lenken. Weiters ist es wichtig darüber nachzudenken, wer der Mensch ist, dem man eine Berührung zuteil werden lässt. Es wird von der jeweiligen Prägung und dem Kulturkreis abhängen, wie ein Mensch berührt werden möchte. Deshalb ist es hilfreich, wenn man schon vor dem Terminalstadium etwas über die individuellen Berührungsgewohnheiten und -wünsche des Patienten bzw. der Patientin weiß. Feinfühlige Pflegepersonen wissen binnen kurzer Zeit, welche Form von Berührung dem Patienten oder der Patientin Wohlbefinden bringt. Auch das hat etwas mit Professionalität zu tun.

> 🔵 Berührung ist im Umgang mit Sterbenden eine wichtige Kommunikationsform. Es ist wesentlich, Berührungen bewusst anzuwenden. Sie sollen menschliche Zuwendung ausdrücken und eine Steigerung des Wohlbefindens zum Ziel haben.

Wie werden Berührungen eingesetzt?

Gezielte Berührungen können subjektives Wohlbefinden fördern und Entspannung bringen. Zu diesen Berührungen gehören:

- Hand halten
- streicheln von Körperzonen, die nicht als Intimzone empfunden werden (z. B. Arme, Hand etc.)
- in den Arm nehmen
- wiegen
- Massagen an Händen, Füßen, Kopf, Nacken
- verbunden mit Pflegemaßnahmen wie z. B. Lagerungen, Waschungen, anlegen von Wickeln, atemstimulierende Einreibungen etc.

Nonverbale Reaktionen auf Berührung

Kommt der Körperkontakt positiv beim Patienten bzw. bei der Patientin an, kann sich dies durch eine ruhige und regelmäßige Atmung sowie durch entspannte Muskeln ausdrücken. Im Gegensatz dazu wird bei unpassender Berührung die Atmung unruhiger und die Muskeln verspannen sich. Dies lässt sich oft auch am Gesichtsausdruck erkennen.

Beispiel:

MitarbeiterInnen des Hospiz Innsbruck berichten: „Wir machen die Erfahrung, dass wir durch bewusstes Berühren immer wahrnehmen können, ob die Berührung für den Kranken jetzt angemessen und passend ist oder nicht."

Was Berührung für die Pflegenden bedeutet

Einen anderen Menschen zu berühren bedeutet immer ein sehr intimes Geschehen. In unserer Arbeit sind wir aufgefordert, Menschen in einer Art und Weise zu berühren, wie wir es unter anderen Umständen nicht tun würden. Besonders in der Anfangsphase des Pflegeberufes sind Berührungsängste nicht ungewöhnlich. Wichtig ist dabei, einerseits die eigenen Grenzen wahrzunehmen und zu respektieren sowie andererseits sensibel für die Bedürfnisse und Reaktionen der PatientInnen zu sein.

Gezielte Übungen im Unterricht (z. B. in Kommunikation, Ergonomie etc.) können dazu dienen, erste Berührungshemmnisse bei KlassenkameradInnen zu überwinden. Durch gegenseitige Feedbacks erlangt man auch mehr Sicherheit im Geben und Nehmen von Berührung und lernt, seine eigenen Grenzen besser wahrzunehmen. Weiters ist es in der Regel wohltuend zu erfahren, dass auch andere Personen zum Thema Berührung Fragen haben oder über diesbezügliche Schwierigkeiten und Probleme diskutieren.

4.3 Von der Wahrheit am Krankenbett

4.3.1 Was bedeuten Wahrheit und Wirklichkeit?

Wahrheit bedeutet herkömmlich „die Übereinstimmung von Aussage und Wirklichkeit". Wirklichkeit wird dabei als etwas Objektives betrachtet, als eine Art Sachverhalt, welcher sich auf allgemein gültige Grundannahmen stützt. Dieser Ansatz findet insbesondere in den Naturwissenschaften (z. B. Medizin) Anwendung.

Bei näherer Betrachtung ergibt sich allerdings die Frage, inwieweit wir überhaupt etwas mit Gewissheit für „wahr" oder „wirklich" erklären können (vgl. Birkenbihl 2003, S. 199).

Die subjektive Wirklichkeit

Wenn ein Mensch erfahren muss, dass er an einer nicht heilbaren Erkrankung leidet und wenn sein Tod nahe bevorsteht, so wird deutlich, dass diese Wahrheit nicht allein auf rationaler Ebene in ihrer vollen Tragweite erfasst werden kann. Zu begreifen, dass das Ende des Lebens nahe bevorsteht, lässt sich nicht durch einen Willensakt bewerkstelligen, die Erkenntnis kann nur nach und nach im Patienten bzw. in der Patientin heranwachsen. Um diese Bedrohung auch emotional-psychisch, also mit allen Gefühlen erfassen zu können, sie zu verarbeiten und die daraus folgenden Konsequenzen tragen zu können, ist ein Prozess notwendig. Erst durch diesen Prozess kann die Wahrheit für den Betreffenden zu seiner **subjektiven Wirklichkeit** werden.

Wesentlich für das Begreifen der Situation ist, wie sicher sich der bzw. die Betroffene sein kann, dass er oder sie gute Unterstützung und Begleitung aus dem sozialen Umfeld und dem professionellen Betreuungsteam erhält. Darin liegt für uns ein hohes Maß an Verantwortung.

4.3.2 Der Wunsch nach Wahrheit

Die Meinung, dass unheilbar Kranke aus verschiedenen Gründen die Wahrheit gar nicht wissen wollen, gilt heute als überholt und widerlegt. Jaspers (1954) vertrat die Ansicht, dass der Kranke seine Krebsdiagnose

objektiv = von außen betrachtet, allgemein gültig, unabhängig von der persönlichen Wahrnehmung und von persönlichen Gefühlen

subjektiv = zu einer Person (einem Subjekt) gehörend, von persönlichen Gefühlen bestimmt, die eigene, persönliche Wirklichkeit und Wahrnehmung betreffend

rational, von lat. ratio = Vernunft. Etwas rein rational zu erfassen bedeutet, nur den der Vernunft und dem Verstand zugänglichen Inhalt zu begreifen und die Gefühlsebene dabei vollständig auszublenden.

nicht wirklich wissen will. Falls er das Gegenteil behaupte, begehre er lediglich Beruhigung, nicht aber Wahrheit.

Aus einer Vielzahl von Befragungen geht inzwischen eindeutig hervor, dass sich die allermeisten PatientInnen Offenheit hinsichtlich der Diagnose, Therapie und Prognose ihrer Erkrankung wünschen (vgl. Husebö 2003, S. 128).

Andeutungen und Fragen im Hinblick auf die Diagnose müssen ernst genommen werden. Leider sind bis heute trotzdem noch nicht alle PatientInnen, die (aufgrund einer unheilbaren Erkrankung) in naher Zukunft sterben werden, ausreichend darüber aufgeklärt.

Das Recht auf Wahrheit und Information

Gesetzliche Situation: PatientInnen haben ein Recht darauf, vom behandelnden Arzt bzw. der Ärztin über ihren Gesundheitszustand umfassend aufgeklärt zu werden. Dies ist auch in den Patientenrechten im Österreichischen Krankenanstalten- und Kuranstaltengesetz festgehalten.

Der Wert der Autonomie: Aus ethischer Sicht ist die Aufklärung der PatientInnen deshalb zu befürworten, weil gerade in unserem Kulturkreis Autonomie und Selbstbestimmung einen sehr hohen Wert haben. Um selbstbestimmt handeln und über weitere Schritte mitentscheiden zu können, ist der Patient oder die Patientin auf Informationen, die seinen/ihren Gesundheitszustand betreffen, angewiesen. Werden also den PatientInnen diese Informationen vorenthalten, muss man sich bewusst sein, dass man sie in ihrer Selbstbestimmungsmöglichkeit erheblich einschränkt.

> **Autonomie** = Selbstständigkeit, Unabhängigkeit

Vertrauen verlangt verantwortendes Handeln: Ehrlichkeit und die Achtung vor der Persönlichkeit sind die unabdingbaren Voraussetzungen, um ein Vertrauensverhältnis zwischen PatientIn, Bezugspersonen und dem Arzt bzw. der Ärztin sowie dem Betreuungsteam aufzubauen bzw. zu erhalten. Lügen zerstören dieses Vertrauen nachhaltig.

Die Chance, persönliche Angelegenheiten zu regeln und zu ordnen: Wird dem Patienten bzw. der Patientin eine wahrheitsgemäße Aufklärung vorenthalten, wird er bzw. sie damit auch um die einmalige Chance gebracht, die verbleibende Lebenszeit auf die persönlichen Bedürfnisse hin zu gestalten und Dinge in die Wege zu leiten, die er oder sie in Anbetracht der Situation noch regeln möchte.

> Letzten Endes bleibt die Tatsache, dass der bzw. die Betreffende die Wahrheit ohnehin erfahren wird. Niemand kann einen anderen Menschen vor dem Wissen um den nahenden Tod „schonen".

Befürchtungen beim Mitteilen der Wahrheit

Im Folgenden sollen zwei wesentliche Punkte angesprochen werden, die von MedizinerInnen bei der Diskussion um die „Wahrheit am Krankenbett" häufig genannt werden:

1. *Der Patient, die Patientin könne die Wahrheit psychisch nicht verkraften oder wolle sie gar nicht wirklich wissen.*

Man muss sich gut überlegen, welcher Mensch (ob Angehörige oder Arzt bzw. Ärztin) eine Entscheidung darüber treffen darf oder kann, was für einen anderen Menschen „zumutbar" ist oder nicht. Vor allem muss man auch hinterfragen, ob die Situation nicht eher für einen selbst als unzumutbar empfunden wird und das eigene Schutzbedürfnis dazu führt, die Tatsache vor dem Menschen zu verleugnen, den sie eigentlich betreffen würde. Oft entsteht dieser paternalistische Ansatz aufgrund gut gemeinter und fürsorglicher Überlegungen. Doch die Kritik bleibt, dass der Patient oder die Patientin dadurch völlig entmündigt wird und dass eine große Gefahr der Fehleinschätzung besteht. Je ängstlicher und belasteter die Begleit- oder Helferperson selbst ist, desto weniger wird sie dem betroffenen Menschen zutrauen können.

Häufig wird auch mit der Sorge vor einem möglichen Suizid argumentiert, wenn der Patient oder die Patientin seine/ihre Diagnose und Zukunftsaussichten erfährt. Die Gefahr eines Suizides allein aufgrund eines Aufklärungsgespräches darf aber als sehr gering eingestuft werden, wenn wesentliche Grundsätze im Gespräch berücksichtigt wurden (vgl. Husebö 2003, S. 139).

2. *Es könnte die Hoffnung (auf Genesung oder Besserung) zerstört werden.*

Von Hoff (1975) war der Meinung, dass durch die Diagnosemitteilung die letzte Hoffnung der Kranken zerstört würde, die zum Weiterleben so dringend erforderlich sei. Das Leiden würde sich mit der Mitteilung rapide verschlechtern.

Hoffnung ist tatsächlich eine wichtige emotional-menschliche Grundhaltung, da sie in erster Linie der Angstabwehr dient und sich immer auf eine Situation/ein Ziel in der Zukunft bezieht. Mit einer taktvollen Aufklärung kann man aber gewährleisten, dass der oder die Betroffene in jeder Phase der Erkrankung Hoffnung schöpfen kann. Niemand kann ohne Hoffnung leben, aber es muss eine realistische Hoffnung sein. Falsche Hoffnungen zerstören Vertrauen nachhaltig und belasten die kranken Menschen zusätzlich. Wenn es nicht mehr die Hoffnung auf das Wieder-Gesundwerden sein kann, dann ist es oft die Hoffnung auf eine Besserung der Symptome, die Hoffnung auf eine gute Nacht oder die Hoffnung, die Geburt des Enkelkindes noch zu erleben.

Paternalismus = das Bestreben (eines Staates), andere (Staaten) zu bevormunden, zu gängeln. Paternalismus ist hier die Haltung der Ärzte oder Ärztinnen und Pflegenden, die eine Entscheidung für einen Patienten oder eine Patientin treffen, weil sie meinen, aufgrund ihrer besseren Einsichten zu wissen, was in einer bestimmten Situation für diesen bzw. diese das Beste ist (vgl. S. Husebö 2003).

Suizid = Selbstmord

> Die Fähigkeit oder Unfähigkeit eines Arztes, mit seinen Patienten über seine Krankheit, Behandlung und Leben zu kommunizieren, macht nicht selten den Unterschied zwischen einem Leben in Verzweiflung und Angst und einem Leben mit Hoffnung und Zukunft aus."
>
> *(Husebö 2003, S. 128)*

Werden Aufklärungsgespräche „patientInnengerecht", d.h. für die betroffene Person gut und passend durchgeführt, kann das für sie eine neue Dimension an Hoffnung bedeuten.

4.3.3 Bewusstheitskontexte

Glaser und Strauss beobachteten die Verhaltensweisen, die abhängig davon auftreten, ob und wie ein Patient oder eine Patientin über seine/ihre Erkrankung bzw. das Sterben-Müssen aufgeklärt sind. Sie erstellten daraus eine Klassifikation, die sie „Bewusstheitskontexte" nannten. Der jeweilige Bewusstheitskontext bestimmt sich durch den aktuellen Informationszustand aller Beteiligten (PatientIn, Betreuungsteam, Bezugspersonen).

Jedes Verhalten richtet sich danach aus, ob und was der Gesprächspartner/die Gesprächspartnerin weiß und wie sicher er/sie sich diesbezüglich ist. Aufgrund von Gesprächen und Begegnungen können sich die Bewusstheitskontexte verändern und in andere übergehen.

> **Kontext** = auf den Inhalt oder die Situation bezogener Zusammenhang, aus dem heraus eine Handlung oder Verhaltensweise verständlich wird

Der geschlossene Bewusstheitskontext

Ein schwerkranker Mensch weiß nicht, wie es um ihn steht, während das Betreuungsteam und oft auch Angehörige darüber aufgeklärt sind.

Dies erfordert eine hohe Selbstkontrolle der Wissenden:

- ▶ Gegenüber dem Patienten oder der Patientin sind bewusste Täuschungen erforderlich.
- ▶ Eine zunehmende Verschlechterung des Allgemeinzustandes wird von ihnen geleugnet.
- ▶ Einzelne, positive Aspekte werden besonders hervorgehoben.
- ▶ Fragen werden ausweichend behandelt.
- ▶ Die Ärzte und Ärztinnen konzentrieren sich auf medizinische Fakten (Laborbefund etc.).
- ▶ Das Pflegepersonal signalisiert, nicht gesprächsbereit zu sein oder verweist auf den Arzt bzw. die Ärztin.

Meist gelingt es nicht, diesen Zustand der Täuschung gegenüber dem Patienten oder der Patientin aufrechtzuerhalten. In der Regel wissen nicht aufgeklärte PatientInnen (unbewusst oder bewusst) mehr, als es für andere scheint.

Menschen, die mit einer lebensbedrohlichen Erkrankung konfrontiert sind, entwickeln oft eine große Sensibilität für die Authentizität ihrer Mitmenschen. Besonders nonverbale Signale spielen in diesem Zusammenhang eine große Rolle. Weiters können die durchgeführte Therapie (Bestrahlung, Chemotherapie), Befundblätter oder auch eine zunehmende Verschlechterung des subjektiven Befindens dazu beitragen, eine gewisse Skepsis auszulösen und in den argwöhnischen Bewusstheitskontext überzuleiten.

Der argwöhnische Bewusstheitskontext

Der oder die Betroffene ist über seine/ihre Gesundheitssituation nicht oder nur unzureichend aufgeklärt und hegt gleichzeitig den Verdacht, dass etwas verschwiegen wird. PsychologInnen berichten immer wieder, dass gerade jene Zeitspanne, in der sich PatientInnen im Ungewissen befinden, für sie die größte Belastung im gesamten Verlauf der Erkrankung darstellt.

Eine unzureichende Aufklärung wirkt sich ebenso belastend auf das Pflegepersonal aus, da PatientInnen sehr häufig ihre Fragen in erster Linie an diese Berufsgruppe richten. Hier kann sich für Pflegepersonen rasch ein moralisches Dilemma ergeben, weil sie sich im Spannungsfeld zwischen dem ethischen Grundsatz, sich den PatientInnen gegenüber wahrhaftig zu verhalten, und der gesetzlichen Situation, den PatientInnen keine Auskünfte über Diagnose und Zukunftsaussichten geben zu dürfen, befinden. Gerade hier wir der Grundsatz „man kann nicht nicht kommunizieren" besonders deutlich spürbar. In diesen Fällen ist es von vorrangiger Bedeutung, die Ärzte bzw. Ärztinnen über die Situation sofort zu informieren und so rasch wie möglich ein Gespräch herbeizuführen.

> **Dilemma** = Zwangslage; sich in einer Situation befinden, in der man zwischen zwei – unangenehmen – Möglichkeiten wählen muss.

Das Ritual wechselseitiger Täuschung

Der Patient oder die Patientin selbst sowie seine/ihre Bezugspersonen (inkl. Betreuungsteam) wissen um den nahen Tod, was aber niemand anspricht. Alle Beteiligten gehen davon aus, dass die jeweils andere Seite nicht in der Lage ist, ein Gespräch über die Situation und das Sterben zu führen. Folglich wird nach dem Ritual „als ob nichts wäre" gehandelt, was kostbare Zeit und Kraft kostet.

Der offene Bewusstheitskontext

Alle Beteiligten wissen um den nahen Tod des betroffenen Menschen. Es herrscht eine offene Gesprächssituation mit umfassender Aufklärung, soweit diese von den Beteiligten gewünscht wird.

Dies ist die einzige Form, in der das Selbstbestimmungsrecht der PatientInnen gewahrt wird und die Pflegepersonen der Aufgabe einer Begleitung in der letzten Lebensphase wirklich nachkommen können.

Für die betroffenen PatientInnen und ihre Bezugspersonen kann diese offene Gesprächssituation wesentlich zu einer erhöhten Lebensqualität beitragen, da sie intensive und sehr bewusste Momente von Nähe und Liebe zueinander möglich machen kann.

Der offene Bewusstheitskontext ist zwar ein wünschenswerter Zustand, trotzdem kann man aber nicht davon ausgehen, dass ihn alle Betroffenen erreichen können. Familien, die in früheren Krisensituationen keine offene Gesprächskultur hatten, erreichen diese oft auch in der jetzigen Krise nicht. Es geht also nicht darum, als Pflegeperson „Zwangsbekehrungen" hin zu einer offenen Gesprächsbasis durchzuboxen, sondern diese Familien innerhalb ihrer kommunikativen Spielregeln und Möglichkeiten zu begleiten und sie keinesfalls zu etwas zu drängen.

Wissensstand innerhalb des Betreuungsteams

Es ist von großer Wichtigkeit, dass das gesamte Betreuungsteam über den aktuellen Informationsstand der PatientInnen und ihrer Bezugspersonen Bescheid weiß. Das trägt entscheidend dazu bei, Unsicherheiten im Verhalten gegenüber den PatientInnen zu vermeiden. Weiters kann dadurch verhindert werden, dass Personen aus dem Betreuungsteam unterschiedliche Informationen an die PatientInnen weitergeben, was das Vertrauen der PatientInnen zum Betreuungsteam nachhaltig stören würde.

Besonders Auszubildende in Pflegeberufen sind häufig mit dem Problem konfrontiert, dass sie über den derzeitigen Wissensstand der PatientInnen und ihrer Angehörigen unzureichend informiert sind. Daraus können für alle Beteiligten problematische und sehr belastende Situationen entstehen.

> Fordern Sie die Informationen darüber ein, was der Patient oder die Patientin (und die Angehörigen) über die Krankheitsdiagnose und die Zukunftsaussichten weiß, wenn Sie selbst darüber nicht oder nur unzureichend informiert wurden.

Prognose = Vorhersage einer zukünftigen Entwicklung, z. B. über den Verlauf einer Erkrankung und die Chancen einer Heilung

4.4 Das Aufklärungsgespräch

Dieses Gespräch muss vom behandelnden Arzt bzw. der Ärztin geführt werden. Pflegepersonen dürfen keine Auskunft über Diagnose/Prognose geben, jedoch sind sie im Idealfall bei diesem Gespräch anwesend.

Ein Aufklärungsgespräch, in dem ein Arzt oder eine Ärztin einen Menschen und eventuell seine Bezugspersonen von dem nahenden Ende informieren sollen, zählt zu den intimsten und schwierigsten Aufgaben. Der Arzt als „sozialisierter Heiler" findet sich in der Rolle des Übermittlers eines Todesurteils wieder. ÄrztInnen haben deshalb oft das Gefühl, die Überbringer einer „Hiobsbotschaft" und „Mitverursacher" von Leid zu sein. Das Wahrnehmen und Bearbeiten eigener Ängste und Befürchtungen (auch hinsichtlich der Auseinandersetzung mit dem eigenen Tod) gehört deshalb auch zu einer guten Aufklärungskompetenz.

Arzt/Ärztin und PatientIn befinden sich in verschiedenen Situationen:

	Arzt/Ärztin	PatientIn
Lebenssicht	Arbeitssituation	existenzielles Lebensgefühl
Wissen	Expertenwissen	Laienwissen
Rolle	aktiv	eher passiv
Bewusstsein	wach	absorbiert oder „gefesselt"
Gefühle	kontrolliert	Gefühlschaos
Weltsicht	mitten drin	„am Rande" oder isoliert
Zeiterleben	Normalzeit	„Innere" Zeit

Auszug aus: Deutsches Ärzteblatt, Jahrgang 1997, Heft 46, November 2000 (in Anlehnung an Klusmann 2000)

Aus dieser Tabelle wird die völlig unterschiedliche Ausgangssituation der an dem Aufklärungsgespräch Beteiligten deutlich.

Es ist wichtig, sich dieser Unterschiede bewusst zu sein, um die nötige Sensibilität für ein Aufklärungsgespräch entwickeln zu können und das eigene Verhalten auf die Ausgangssituation des Patienten oder der Patientin besser abzustimmen. Für Pflegepersonen ist dies insofern von Belang, als PatientInnen häufig nach einer ärztlichen Aufklärung ihre Situation mit Pflegepersonen besprechen und Fragen dazu stellen. Es ist hier wichtig, bei dieser Gratwanderung nicht den eigenen Kompetenzbereich zu überschreiten (das Mitteilen von Diagnose, Prognose, Therapien muss durch ÄrztInnen erfolgen) und trotzdem eine vertrauenswürdige Gesprächsperson für den Patienten oder die Patientin zu sein.

Bei der Aufklärung sind zwei Extreme zu vermeiden:

1. Die schonungslose Haltung

Eine rücksichtslose Information kann den Patienten oder die Patientin, besonders wenn sie ihn bzw. sie unvorbereitet trifft, schockieren, die Hoffnung rauben und dadurch schwer belasten. Ein zu direktes Informationsgespräch ohne Feingefühl kann zu einer seelischen Grausamkeit werden und den Patienten oder die Patientin im Extremfall zu Fehlreaktionen bis hin zum Suizid treiben.

2. Das Zurückhalten wesentlicher Informationen

Die grundlegenden Informationen dürfen nicht gegen den Willen des Patienten oder der Patientin verschwiegen werden. Er bzw. sie braucht Informationen über die Diagnose, die Möglichkeiten der Behandlung und die Prognose, um für die Erkrankung und das weitere Leben die richtigen Entscheidungen treffen zu können. Die Verweigerung eines offenen Gespräches kann Angst auslösen und nimmt den PatientInnen den Mut, von sich aus offen zu sprechen. Die PatientInnen fühlen sich dann isoliert.

4.4.1 Grundsätze eines Aufklärungsgespräches

Schrittweise Aufklärung

Ein viel zitiertes Bild von Max Frisch kann die Grundhaltung in einem Aufklärungsgespräch versinnbildlichen:

> Man soll dem Kranken die Wahrheit hinhalten wie einen Mantel, in den er hineinschlüpfen kann, und sie ihm nicht wie einen nassen Fetzen um die Ohren schlagen.

Es gilt, sich mit dem Patienten bzw. der Patientin auf die Suche nach einem passenden Mantel zu begeben, in einem Gespräch herauszufinden, wie dieser Mantel beschaffen sein soll, damit er als Kleidungsstück akzeptiert werden kann (vgl. Specht-Tomann, Tropper 1998).

Die Tatsache des nahe bevorstehenden Todes wird in einem Prozess verarbeitet. Es ist also oft nicht notwendig, alles sofort zu sagen, sondern man kann die Informationen schrittweise anbringen, allerdings nicht im Sinne von Zwecklügen. Der Patient bzw. die Patientin soll jeweils nur so viel Informationen über seinen/ihren Zustand erhalten, wie er bzw. sie selbst wünscht und verarbeiten kann.

Im Idealfall erstreckt sich die Aufklärung „über mehrere Gespräche, in denen Arzt und Patient sich besser kennen lernen und der Patient stufenweise seine Situation, Diagnose, Therapiemöglichkeiten und Zukunft erfassen kann" (Husebö 2003, S. 159).

Ein bereits aufgebautes Vertrauensverhältnis zwischen Betreuungsteam und PatientIn ist hier von großem Wert.

Es kann auch vorkommen, dass PatientInnen im Anschluss an das Gespräch den Inhalt oder Teile daraus „vergessen" bzw. deutlich verharmlosen. Das ist eine erste Schutzreaktion. Eine schrittweise Aufklärung kann dieser Reaktion unter Umständen vorbeugen.

Es sei an dieser Stelle noch betont, dass PatientInnen auch das Recht darauf haben, nicht gegen ihren Willen aufgeklärt zu werden. Es gilt, Aussagen der PatientInnen in diese Richtung ernst zu nehmen und ihrem Wunsch nachzukommen.

Aussagen über die zu erwartende Lebensdauer

Vorsicht ist bei Aussagen über die geschätzte, noch zu erwartende Lebensdauer geboten, im Sinne von: „Sie haben noch so und so lange zu leben." Einen Zeitraum bis zum Tod festzulegen ist insofern gefährlich, als solche Sätze vom Unterbewusstsein schnell als unhinterfragte Glaubenssätze aufgenommen werden können.

Der Krankheitsverlauf kann nicht vorhergesagt werden, denn statistische Wahrscheinlichkeiten sagen nichts über den Einzelfall aus. „Wunder" sind selten, aber möglich.

Allerdings ist es für manche Menschen sehr wichtig, eine zeitliche Prognose zu erfahren. Sie müssen wissen, ob sie in Monaten oder in Wochenperspektiven denken sollen. Es gilt dann nachzufragen, warum das für diesen Patienten oder diese Patientin so besonders wichtig ist. Häufig ist es dann ein bestimmtes Datum, das von besonderer Bedeutung ist, z. B. die Geburt des ersten Enkelkindes, die Hochzeit der Tochter oder die Rückkehr des Sohnes nach einer langen Reise.

Emotionale Unterstützung geben

Die Aufklärung dient zwar vordergründig der Informationsvermittlung, dennoch ist nicht allein die dargebrachte Botschaft das Entscheidende, sondern auch die damit gleichzeitig vermittelte emotionale Unterstützung bei der Verarbeitung dieser Information.

Die Aufnahmefähigkeit der PatientInnen während eines Gesprächs ist nicht grenzenlos. Es ist daher wichtig, sie nicht mit einer Flut von Informationen zu überfallen. Das Gespräch soll vorerst beendet werden, wenn der Patient oder die Patientin den Informationen nicht mehr folgen kann. Es gilt in der jeweiligen Situation abzuklären, wie viel an Information aufnehmbar ist.

> Die Qualität der Kommunikation zwischen Arzt und Patient hat einen größeren Einfluss auf die Lebensqualität, die Gesundheit und das Wohlergehen der Patienten als alle anderen Faktoren.
>
> (Husebö, 2003 S.128)

4.4.2 Spezielle Aspekte zur Vorgehensweise

Einen geeigneten Rahmen schaffen

Grundsätzlich sind ausreichend Zeit und ein ungestörter Raum für das Gespräch ein Muss. Des Weiteren soll dem Patienten bzw. der Patientin die Möglichkeit eingeräumt werden, eine oder mehrere Bezugspersonen beim Gespräch dabei zu haben. Bezugspersonen dürfen grundsätzlich nur mit Einverständnis der Betreffenden informiert werden!! Fast alle PatientInnen (vgl. Husebö 2003) wünschen auch nicht, dass der Arzt bzw. die Ärztin ohne sie selbst mit den Angehörigen ein Gespräch führt. Es soll in diesem Gespräch auch die Möglichkeit angeboten werden, Kontaktpersonen wie SeelsorgerInnen oder PsychoonkologInnen anzufordern.

Die PatientInnen dort abholen, wo sie sich befinden

Ziel ist es, den momentanen Wissensstand des Patienten bzw. der Patientin und seine/ihre aktuellen Befürchtungen zu erfahren, um mit weiteren Informationen auf diesem Wissen aufbauen zu können.

Dazu ist es notwendig zu erfragen, welche Kenntnisse der Patient oder die Patientin über seine/ihre Situation bereits hat. Einfache offene Fragestellungen wie z. B. „Was wissen/denken Sie über Ihre Erkrankung?" oder „Was haben Sie von unserem letzten Gespräch noch in Erinnerung?" ermöglichen es, an der richtigen Stelle „anzuknüpfen".

Zudem sollen innere Bilder und Theorien zur Erkrankung – z. B. zur Krebserkrankung – angesprochen werden, die bei den PatientInnen aufgrund von Vorerfahrungen im Bekannten-/Verwandtenkreis entstanden sind.

Hinweise zu einer leichteren Verständigung

Fachsprache: In erster Linie ist auf einfache Erklärungen und Begriffe zu achten. Es sollen nur Wörter verwendet werden, die den PatientInnen auch verständlich sind. Eventuell kann es auch hilfreich sein, Vorgänge aufzuzeichnen.

Aufnahmefähigkeit der PatientInnen berücksichtigen: Es bleibt im Einzelfall zu entscheiden, wie viel an Information Betroffene in einem Gespräch aufnehmen können. Meistens ist es hilfreich, auch auf einen nächsten möglichen Gesprächstermin hinzuweisen, um einiges noch einmal aufgreifen zu können. Tief greifende Gespräche müssen erst „verdaut" werden. Es benötigt Zeit, über das Gesagte nachzudenken.

Ebenso wichtig ist es, den Patienten bzw. die Patientin nicht mit einer Flut von Informationen zu überschwemmen. Zum einen können bewusst gesetzte **Pausen** Gelegenheit geben, das Gesagte besser aufzunehmen, und zum anderen haben **Fragen**, die sich dem Patienten oder der Patientin akut aufdrängen, Vorrang.

Gehörtes zusammenfassen lassen: Um sicher zu gehen, dass die Information richtig verstanden wurde, ist es hilfreich, das Gehörte in eigenen Worten noch einmal zusammenfassen zu lassen. Das signalisiert Wertschätzung und trägt dazu bei, Missverständnisse sofort auszuräumen.

4.4.3 Pflegerische Aufgaben im Umgang mit der Wahrheit

Persönliche Haltung

Das Prinzip der „Ehrlichkeit" als ein ethisches Grundprinzip ist gegenüber PatientInnen ein unverzichtbarer Grundpfeiler. Können wir diesem Anspruch nicht gerecht werden, ist eine gute Pflegebeziehung und ein Vertrauensaufbau nicht möglich.

Wesentlich ist auch, sich gegenüber den Fragen und Anliegen der PatientInnen nicht ausweichend zu verhalten, sondern ihnen die Sicherheit zu vermitteln, dass sie in ihrer Situation ernst genommen werden. Die Erfahrung hat gezeigt, dass Sterbende immer andeuten, ob, wie und mit wem sie über ihren bevorstehenden Tod sprechen wollen (vgl. Arndt 2002, S. 60).

Häufig befürchten Personen, die noch wenig Erfahrung in der Begleitung Sterbender haben, auf gewisse Fragen der Betroffenen keine passende Antwort parat zu haben. In sehr vielen Situationen reicht aber ein aufmerksames, aktives Zuhören als Unterstützung völlig aus.

> Im Zusammenhang mit dem Thema Wahrheit ist es von besonderer Wichtigkeit, PatientInnen gegenüber als Pflegeperson und als Mensch wahrhaftig zu bleiben.

Anwesenheit beim Aufklärungsgespräch

Es hat sich bewährt, dass die Bezugspflegeperson eines Patienten oder einer Patientin beim Aufklärungsgespräch anwesend ist. Sie erhält damit einen guten Einblick in den momentanen Wissensstand des oder der Betroffenen und kann sich über deren Ängste und Sorgen einen ersten Eindruck machen. Diese Informationen sollen dokumentiert bzw. an das Betreuungsteam weitergegeben werden, damit alle auf dem selben Informationsstand sind.

Sehr häufig wenden sich PatientInnen mit ihren Fragen und Befürchtungen direkt an Pflegepersonen. In diesem Fall ist es als Pflegeperson besonders wertvoll zu wissen, was im Aufklärungsgespräch genau besprochen wurde.

Vermitteln von Gesprächen

Es fällt auch in den Aufgabenbereich der Pflegepersonen herauszuhören, was den Patienten bzw. die Patientin beschäftigt und welche Personen auf die Fragen und Probleme am besten eingehen können. Es ist wichtig, die PatientInnen über die Gesprächsmöglichkeit mit SeelsorgerInnen, PsychologInnen, ÄrztInnen u. a. zu informieren und gegebenenfalls ein solches Gespräch zu organisieren.

Zusammenfassung

Sterbende Menschen und ihre Angehörigen zu begleiten erfordert ein hohes Maß an kommunikativer Kompetenz. Zur nonverbalen Verständigung werden Berührungen gezielt eingesetzt.

Die PatientInnen haben ein Recht auf Wahrheit und Aufklärung (ärztliche Aufklärungsgespräche) in einer einfühlenden Art und Weise.

Es entstehen problematische Situationen, wenn sich der Patient oder die Patientin, seine/ihre Angehörigen und das Betreuungspersonal auf unterschiedlichem Informationsstand bewegen (Bewusstheitskontexte).

Fragen zur Wissensüberprüfung

1. Wie können Sie sich ein hohes Maß an kommunikativer Kompetenz aneignen?
2. In welcher Art und Weise drücken sich sterbende Menschen oft aus?
3. Woran erkennen Sie über körpersprachliche Signale, wenn ein schwerkranker Mensch Ihre Berührung als nicht angenehm oder passend empfindet?
4. Wie soll ein einfühlsames Aufklärungsgespräch durch den Arzt bzw. die Ärztin erfolgen?
5. Welche Aufgaben hat das Pflegepersonal hinsichtlich der Aufklärungsgespräche?

Literatur

M. Arndt (2002): Pflege bei Sterbenden, Schlütersche Verlag, Hannover.

V. F. Birkenbihl (2003): Kommunikationstraining. Zwischenmenschliche Beziehungen erfolgreich gestalten. 24. Auflage. MVG Verlag, München.

U. und E. Doll: Patienten mit Krebs, Information und emotionale Unterstützung. Deutsches Ärzteblatt, Jg. 97, Heft 46.

J. Georg und M. Frowein (1999): Pflegelexikon. Ullstein Mosby Verlag, Wiesbaden.

B. Glaser und A. Strauss: Betreuung von Sterbenden. Eine Orientierung für Ärzte, Pflegepersonal, Seelsorger und Angehörige. 2. Auflage 1995. Vandenhoeck & Ruprecht Verlag, Göttingen, Zürich.

S. Husebö und E. Klaschik (2003): Palliativmedizin, 3. Auflage, Springer Verlag, Wien, New York.

G. Jancke in S. Pleschberger et al: Palliativpflege (2002). Facultas Verlag, Wien.

McCaffery (1997): Schmerz. Ein Handbuch für die Pflegepraxis. Ullstein Mosby Verlag, Wiesbaden.

A. Montagu (1997): Körperkontakt. Die Bedeutung der Haut für die Entwicklung des Menschen. 9. Auflage. Klett-Cotta Verlag, Stuttgart.

N. Niven und J. Robinson (2001): Psychologie für Pflegeberufe. Hans Huber Verlag, Bern.

S. Pleschberger et al: Palliativpflege. 2002. Facultas Verlag, Wien.

M. Renz (2000): Zeugnisse Sterbender. Todesnähe als Wandlung und letzte Reifung. Verlag Junfermann, Paderborn

F. Schulz von Thun (1981): Miteinander reden 1. Störungen und Klärungen. Allgemeine Psychologie der Kommunikation 1981. Bechtermünz Verlag, Augsburg.

M. Specht-Tomann und D. Tropper (1998): Zeit des Abschieds, Sterbe- und Trauerbegleitung. 3. Auflage. Patmos Verlag, Düsseldorf.

W. Willig und T. Kommerell (2001): Psychologie, Sozialmedizin, Rehabilitation. Selbstverlag Willig, Balingen.

5 Psychohygiene

Lernziele

Nach dem Studium dieses Kapitels sollten Sie ...

... die Bedeutung der eigenen Psychohygiene kennen und damit selbstverantwortlich umgehen.

... Maßnahmen zur Gesunderhaltung der eigenen Psyche kennen.

> Hygiene bedeutet die Gesunderhaltung des Menschen durch vorbeugende Maßnahmen (z. B. Schutz des Körpers vor Infektionen). In der Psychohygiene geht es darum, die eigene Psyche durch entsprechende hygienische Maßnahmen vor Überlastung zu bewahren.

Anregung

> Was tun Sie für Ihren Ausgleich? Was hilft Ihnen bei der Verarbeitung belastender beruflicher Erlebnisse?

Es liegt in der Verantwortung jeder einzelnen Pflegeperson, auf ihre eigene Psychohygiene bewusst zu achten und die Grundweichen dazu in die richtige Richtung zu stellen. Diese Verantwortung gilt nicht nur sich selbst gegenüber, sondern auch gegenüber dem Arbeitsteam, das lieber mit Personen zusammenarbeitet, die auf ihre eigene Psychohygiene achten und daher ausgeglichener sind. Nicht zuletzt ist eine Pflegeperson, die auf ihre psychische Gesundheit achtet, für die betroffenen PatientInnen von besonderer Bedeutung.

5.1 Maßnahmen zur Psychohygiene

Ausgleich im Privatleben

Hier geht es darum, Dinge zu tun, die einem gut tun. Dazu zählen sämtliche Hobbys wie z. B. sportliche Aktivitäten aller Art, Gartenpflege, Modellbau, Musik, Kunst etc. Wichtig ist nur, dass sich die Tätigkeit in der Freizeit von der beruflichen gänzlich unterscheidet. Wer sich in seiner Freizeit überwiegend der Sorgen und Nöte anderer Personen annimmt, wird in diesem Punkt keine Kraft für den Beruf tanken können – im Gegenteil, das wirkt kräftezehrend.

Es kann auch einen positiven Effekt haben, in der Freizeit einfache Tätigkeiten mit einem leicht zu erreichenden Ziel zu verrichten. Es gibt einen Anfang und einen klaren Abschluss der Tätigkeiten (z. B. einen Korb Wäsche bügeln oder das Auto putzen). Es ist eine gewisse Genugtuung damit verbunden, eine Aufgabe erfolgreich zu Ende zu bringen, was im Pflegeberuf oft nicht so einfach möglich ist. Wer sich an solchen Kleinigkeiten erfreuen kann, ist gut beraten.

Belastendes wahrnehmen und darüber sprechen können

Zuerst ist es wichtig, seine eigenen Gefühle, Gedanken und Bedürfnisse kennen zu lernen, um eine Belastung überhaupt wahrnehmen zu können. In zweiter Linie geht es dann darum, darüber zu sprechen, denn: über **Be**lastendes sprechen zu können, bringt für die meisten Menschen **Ent**lastung. Dabei können die Familie, der Freundeskreis oder die BerufskollegInnen einen wichtigen Rückhalt geben. Ein gutes soziales Netz ist ein wesentlicher Faktor zur Verhinderung eines Burn-out-Syndroms. Es ist daher von großer Bedeutung, auf sein soziales Netz gut zu achten und es zu pflegen. Dabei gilt eher der Grundsatz der Qualität und nicht jener der Quantität!

Auch das berufliche Team ist eine wichtige Ressource, um über Belastungen offen sprechen zu können. Wir alle kennen Situationen, die uns an unsere Grenzen führen. Wenn wir diese Erfahrungen mit unseren KollegInnen teilen können, dann wächst damit das Verständnis und auch das Vertrauen innerhalb des Teams. So kann es auch gelingen, sich gegenseitig zu stützen und zu entlasten!

Auseinandersetzung mit Nähe und Distanz

Pflegepersonen sind durch ihre Arbeit sehr mit körperlicher und emotionaler Nähe zu den PatientInnen konfrontiert. Sie erleben hautnah mit, welche Ängste und Probleme einen sterbenden Menschen bewegen. Auf der einen Seite ist die Fähigkeit, sich in die Situation anderer Menschen einzufühlen, eine wichtige Voraussetzung in der Pflege, andererseits kann ein Zuviel an Einfühlung schädlich für beide Seiten sein. Sich in passender Art und Weise emotional zu engagieren bedeutet eine (oft sehr schmale) Gratwanderung, die gelernt, geübt und immer wieder überprüft werden muss. Es ist wichtig, dabei zwei Grundsätze zu beachten:

Das richtige Maß an emotionaler Distanz: Es ist notwendig, selbst das nötige Maß an Abstand (emotionaler Distanz) herauszufinden, um sich mit der Situation eines Patienten oder einer Patientin nicht zu belasten, sich aber trotzdem nicht als Mensch hinter dem „weißen Mantel" zu verstecken.

Keine Identifikation mit den Problemen der PatientInnen: PatientInnen in ihren Gefühlen zu verstehen heißt nicht gleichzeitig, sich mit

Burn-out-Syndrom = ausgebrannt sein, Erschöpfungssyndrom; Zustand körperlicher und psychisch-seelischer Erschöpfung, der aufgrund lang andauernder negativer Gefühle und/oder wegen Über-/Unterforderung entsteht. „Burnout ist das Resultat wiederholter emotionaler Belastungen im Zusammenhang mit einem intensiven Einsatz für andere Menschen" (Willig und Kommerell 2001, S. 339).

Psychohygiene | Maßnahmen zur Psychohygiene

📖 **Motivation**, von lat. movere = bewegen. Gemeint sind hier die Beweggründe, die jemanden zu einem bestimmten Verhalten oder zu bestimmten Handlungen veranlassen. Der Begriff Motivation wird aber häufig auch allgemein im Sinne von Handlungsbereitschaft verwendet.

📖 **altruistisch**, von lat. alter = der Andere. Altruistisches Handeln ist selbstlos, uneigennützig, dient dem Wohl anderer Menschen.

📖 **egoistisch**, von lat. ego = ich. Das Handeln ist auf sich selbst bezogen, eigennützig, den persönlichen Vorteil in den Vordergrund stellend.

ihren Problemen zu identifizieren. Eine solche Identifikation macht handlungsunfähig, da die so entstandene „eigene" Gefühlslage vernünftiges, zielorientiertes Handeln und Denken überlagert und blockiert.

Auseinandersetzung mit der Motivation für den Wunsch zu helfen

Schmidbauer beschrieb Ende der 70er Jahre das so genannte „Helfersyndrom" in den Sozialberufen. Demnach besteht für die meisten Menschen die Motivation zum Helfen darin, dass sie sich selbst stark fühlen können (sich selbst aufwerten), wenn sie sich um Schwächere kümmern. Indem die Schwächen anderer wahrgenommen werden, lassen sich eigene Unzulänglichkeiten überdecken, damit kann man auch einer persönlichen Auseinandersetzung aus dem Weg gehen. Im Grunde kann das mehr Eigennutzen im Sinne einer Selbsthilfe sein als eine edle Tat am Mitmenschen. Für uns HelferInnen ist es wichtig zu akzeptieren, dass hinter der Fassade altruistischen Handelns auch „egoistische" Motive stehen.

Um sich zu einer stabilen Helferpersönlichkeit entwickeln zu können, braucht es genau diesen Schritt. Die Helfersituation wird dann problematisch und krankhaft, wenn der Helfer oder die Helferin unbewusst andere Personen in Abhängigkeit hält, um nicht selbst in eine Krise zu geraten. Häufig sind Helferpersönlichkeiten auch in ihrem privaten Umkreis von vielen „Hilflosen" und „Schwachen" umgeben.

Anregung

❓ *Wie steht es mit Ihren Schwächen? Dürfen Sie sich selbst zugestehen, einmal nicht „edel und gut" zu sein und alles unter Kontrolle zu haben? Wie ist die Vorstellung für Sie, auch einmal „schwach" zu sein und sich von anderen helfen lassen zu „müssen"? Haben Sie diesen Mut?*

📖 **pathologisieren** = hier: krankhafte, negative Beweggründe suchen

Fr. Dr. Centurioni (Psychoonkologin) hält es für sinnvoll, dass sich generell Personen aus helfenden Berufen in einigen Selbsterfahrungsstunden (z. B. 10–20 Stunden) damit auseinander setzen, warum sie einen helfenden Beruf gewählt haben. Dabei geht es nicht darum, die Motivation dafür, anderen Menschen helfen zu wollen, zu pathologisieren, sondern sich selbst besser kennen und verstehen zu lernen. Sie weist darauf hin, dass viele Führungskräfte einen eigenen Coach zur Unterstützung an ihrer Seite haben. Auch Personen, die Menschen in existenziellen Notlagen und Krisen betreuen, sollten sich mit sich selbst auseinander setzen.

Professionelle Hilfe in Anspruch nehmen

Es ist durchaus möglich, dass der Pflegeberuf auch starke und länger anhaltende Belastungen für die Pflegepersonen bringt. Hier ist es ratsam, diese Belastung zu erkennen und professionelle Hilfe in Anspruch zu nehmen. Für die „hilflosen Helfer" (Schmidbauer) ist dies mitunter keine leichte Aufgabe: sich einzugestehen, dass man die Hilfe von jemand anderem benötigt. Außerdem ist es auch wichtig, Symptome, die auf ein Burn-out-Syndrom hinweisen, rechtzeitig zu erkennen und darauf zu reagieren.

Supervision

In der Supervision erhalten Teams die Möglichkeit, berufliche Erlebnisse und Probleme unter Anleitung eines Supervisors oder einer Supervisorin mit entsprechender Zusatzausbildung zu besprechen. Es ist wichtig, dass Teamsupervisionen regelmäßig stattfinden und möglichst alle Personen des Teams anwesend sind.

> **Supervision**, von engl. supervise = beaufsichtigen, kontrollieren. Supervision ist ein auf das Arbeitsleben zugeschnittener professioneller Beratungsansatz.

Supervision hat zwei Funktionen:

1. die berufliche Praxis kritisch zu betrachten, zu reflektieren und daraus schrittweise Veränderungen zu setzen;
2. psychische Entlastung der TeilnehmerInnen, da sie über ihre beruflichen Belastungen (z. B. Tod eines Patienten oder einer Patientin) sprechen können. Schon allein die Erkenntnis, nicht allein Schwierigkeiten mit bestimmten beruflichen Situationen zu haben, kann sich entlastend auswirken.

In der Supervision besteht auch die Möglichkeit, voneinander zu lernen. Es ist entlastend für ein Team zu erleben, dass wir alle mit unseren Schwächen und mit den verschiedenen beruflichen Belastungen ringen. Im Übrigen basiert Supervision auf Freiwilligkeit, jeder und jede entscheidet selbst, wie viel er/sie von sich dazu einbringen will.

Fortbildungen

Ein wesentliches Kriterium zur Psychohygiene ist auch das Interesse, sich selbst in seinen Kompetenzen, seinem Fachwissen und seinen Fähigkeiten weiterzuentwickeln. Fortbildungen geben die Möglichkeit, Wissen zu erweitern, neue Interessensgebiete zu entdecken und das eigene Handeln zu reflektieren. Auch das Hineinschnuppern in das Arbeitsfeld anderer Berufsgruppen im Rahmen von Fortbildungen kann ein besseres Verständnis des eigenen Arbeitsbereiches und der Aufgaben und Ziele anderer Professionen ermöglichen.

Palliativpflege

Selbst aktiv werden

Häufig fehlt es Pflegepersonen an Eigeninitiative, Neues in ihrem Arbeitsbereich aufzunehmen und auszuprobieren. Zwar werden bestimmte Dinge interessiert zur Kenntnis genommen, aber oft nicht für das eigene Arbeitsfeld umgesetzt. Gezielte interdisziplinäre Arbeitskreise unter der Leitung von Personen aus der eigenen Berufsgruppe können eine gute Möglichkeit sein, neue Ideen aufzugreifen und in die eigene Arbeitssituation zu integrieren. Fr. Dr. Centurioni führte am Krankenhaus Villach und am Krankenhaus Zams interdisziplinäre psychoonkologische Arbeitskreise ein, in denen engagierte Personen aus allen Berufsgruppen an der praktischen Umsetzung innovativer Ideen auf den Stationen arbeiten. Zudem bedeutet es eine Aufwertung des pflegerischen Berufsbilds, die eigene Arbeit in der Öffentlichkeit zu präsentieren (Artikel in Fachzeitschriften etc.).

Zusammenfassung

> Die Arbeit mit schwerkranken und sterbenden Menschen verlangt nach Aufmerksamkeit für die eigene psychische Gesundheit. Es ist wesentlich, Maßnahmen zu setzen, die ausgleichend wirken.

Fragen zur Wissensüberprüfung

1. Was bedeutet Psychohygiene und warum ist diese in der Palliative Care besonders wichtig?
2. Welche Maßnahmen können allgemein zur Psychohygiene beitragen?
3. Welche Maßnahmen setzen Sie für sich?

Literatur

G. Fürstler und C. Hausmann (2000): Psychologie und Sozialwissenschaft für Pflegeberufe. 2. Klinische Psychologie, Behinderung, Soziologie. Facultas Verlag, Wien.

W. Schmidbauer (1993): Hilflose Helfer. Über die seelische Problematik der helfenden Berufe. Rowohlt Verlag, Reinbek bei Hamburg.

W. Willig und T. Kommerell (2001): Psychologie, Sozialmedizin, Rehabilitation. Selbstverlag Willig, Balingen.

6 Symptomkontrolle

Lernziele

Nach dem Studium dieses Kapitels sollten Sie ...

... wissen, dass es Aufgabe der Pflege ist, innerhalb ihres Rahmens Bedingungen zu schaffen, in denen die PatientInnen und ihre Angehörigen Vertrauen und Sicherheit erfahren.

... erkennen, wie wichtig es ist, dass die PatientInnen und ihre Angehörigen informiert und in die Pflegemaßnahmen zur Symptomkontrolle integriert werden.

... verstehen, dass es erheblich zu ihrer Lebensqualität beiträgt, wenn die Symptome sterbender Menschen in ein für sie erträgliches Maß gebracht werden können.

... die Wirkung einer terminalen Dehydration kennen, wissen, wodurch eine trockene Mundschleimhaut entsteht und geeignete Pflegemaßnahmen auswählen können.

... wissen, wie sich Atemnot äußert und wodurch sie beeinflusst wird.

... erkennen, dass Angst bei Atemnot einen Teufelskreis auslösen kann, und in der Lage sein pflegerische Maßnahmen anzubieten, die Erleichterung bei Atemnot bringen können.

... wissen, wodurch „Death rattle" entsteht und die pflegerischen Grundsätze dazu kennen.

... die Problematik kennen, die für PatientInnen und für ihr Umfeld bei ulzerierenden Wunden entsteht, und entlastende Maßnahmen anbieten können.

... für das eigene Verhalten im Umgang mit übel riechenden Wunden sensibel werden.

... die Symptome Übelkeit und Erbrechen einschätzen können und pflegerische Maßnahmen kennen, die den PatientInnen eine Entlastung bringen können.

... Ursachen für Unruhe bei sterbenden PatientInnen und die adäquaten Pflegemaßnahmen dazu kennen.

Die Symptomkontrolle nimmt in der Palliative Care einen sehr hohen Stellenwert ein. Alle medizinischen und pflegerischen Maßnahmen orientieren sich in erster Linie am **Wohlbefinden** des kranken Menschen, sie erfolgen ausschließlich patientInnen- und bedürfnisorientiert. Ein und dasselbe Symptom kann von verschiedenen PatientInnen und Angehörigen völlig unterschiedlich wahrgenommen werden und erfordert demnach auch unterschiedliche Handlungen und Maßnahmen.

> Der Anteil der Pflege bei der Gewährleistung einer guten Symptombehandlung kann nicht hoch genug eingeschätzt werden. Die konstante Aufmerksamkeit muss auf die Aufrechterhaltung des Wohlbefindens des Patienten bzw. der Patientin ausgerichtet sein. Um dies zu ermöglichen, muss das Pflegepersonal aktiv und darf nicht passiv sein, darf nicht auf Klagen der PatientInnen warten, sondern sollte Probleme herausfinden und möglichen Schwierigkeiten zuvorkommen (vgl. Zech 1993).

Grundsätzlich ist es in der Symptomkontrolle von allergrößter Bedeutung, PatientInnen und ihre Angehörigen über die jeweiligen Symptome und die zur Verfügung stehenden Maßnahmen gut zu informieren und mit ihnen zu besprechen, was man gemeinsam dagegen unternehmen wird. Das reduziert das Bedrohliche und schafft Sicherheit und Vertrauen. Die Betroffenen können sich aktiver an der Symptomkontrolle beteiligen. Das gibt ihnen neben der oben erwähnten Sicherheit auch wieder ein Stück Selbstbestimmung und Würde.

> In der Symptomkontrolle ist eine gute Information und ein Miteinbeziehen der PatientInnen und ihrer Angehörigen in die Pflegeplanung besonders wesentlich. Das vermittelt Sicherheit, Selbstbestimmung und Würde.

6.1 Trockene Mundschleimhaut (Xerostomie)

Mit dem Fortschreiten des Sterbeprozesses schränken die PatientInnen ihre Flüssigkeitsaufnahme zunehmend ein. Dies hat eine trockene Mundschleimhaut zur Folge, die neben einer erhöhten Anfälligkeit für Infektionen der Mundschleimhaut und einer unangenehmen bis schmerzhaften Missempfindung v. a. ein Durstgefühl auslöst. Mundtrockenheit kann aber auch eine Nebenwirkung von Opioiden und anderen Medikamenten sein.

In der Terminalphase nimmt das Durstgefühl ab. Die Mundtrockenheit kann durch eine sehr sorgfältige **Mund-** und **Lippenpflege** gelindert werden. Dabei muss man berücksichtigen, dass der lindernde Effekt dieser Maßnahmen manchmal nur für eine Stunde anhält (McCann 1994).

Zwei Pflegehandlungen sind wichtig, um das Symptom der trockenen Mundschleimhaut wirksam lindern zu können:

1. Die **regelmäßige Einschätzung** und Beurteilung der Mundschleimhaut: Dazu können diverse Skalen und Protokolle verwendet werden, die eine übersichtliche Dokumentation ermöglichen.
2. Eine angemessene Mundpflege. Dabei ist in erster Linie ein **intensives, häufiges Anfeuchten** der Mundschleimhaut sowie regelmäßige Pflege der Lippen unerlässlich, um ein Durstgefühl zu verhindern und Wohlbefinden zu schaffen. Sehr häufig wird eine Anfeuchtung der Mundschleimhaut stündlich oder sogar halbstündlich notwendig sein!

> **Eine intensive Mundpflege ist eine der wichtigsten Maßnahmen, die wir sterbenden Menschen anbieten können. (Twycross 1997)**

Angehörige übernehmen diese Mundpflege meist sehr gern, da sie mit dieser Zuwendung etwas zum Wohlbefinden des oder der Betroffenen beitragen können. Oft ersetzt diese Handlung das dann nicht mehr mögliche Ernähren.

6.1.1 Möglichkeiten zur Mundpflege

Im Unterrichtsfach Gesundheits- und Krankenpflege des 1. Ausbildungsjahres haben Sie bereits die Prinzipien der Mundpflege gelernt. Im Folgenden sollen noch weitere Möglichkeiten zur Mundpflege aufgezeigt werden:

▶ Immer wieder kleine Schlucke eines gewählten Getränks anbieten. Beispiel aus dem Hospiz Innsbruck: Eine Patientin verwendete sehr gern Retsina, den geharzten griechischen Wein, weil er den Speichelfluss anregt.
▶ Kaugummi kauen (wenn noch möglich), am besten zuckerfreien, verhindert Infektionen.
▶ Eine weitere Möglichkeit ist eine sanfte Massage im Bereich der Kiefer in Richtung Mund, um den Speichelfluss anzuregen.
▶ Brausehaltige Lutscher können ebenfalls gut tun.
▶ Manche PatientInnen mögen ein Stückchen Butter oder etwas Schlagrahm im Mund zergehen lassen.

Spüllösungen

▶ Pfefferminz erhöht die Speichelproduktion.
  Vorsicht: Pfefferminz hemmt die Wirkung von Metoclopramid (Paspertin®)!

- ▶ Eibischwurzel: 2–3 TL in einem Glas lauwarmem Wasser etwas stehen lassen.
- ▶ Teebaumöl: 1–2 Tropfen auf 250 ml Wasser genügen! Ein Emulgator wie z. B. Sahne sorgt für eine gute Verteilung des Öls im Wasser.
- ▶ Süßes Mandelöl zum Feuchthalten der Mundschleimhaut auftragen.
- ▶ Lutschen von gefrorenen Fruchtstücken oder Eisstückchen aus gefrorenen Fruchtsäften. Je nach gewünschtem Geschmack Ananas, Zitrone oder Orange in Stücken einfrieren. Diese fördern die Speichelproduktion und bewirken eine gute Mundbefeuchtung und Kühlung. Bei wahrnehmungsbeeinträchtigten PatientInnen kann man das Eisstückchen in eine Mullkompresse wickeln. Dadurch wird ein Verschlucken verhindert!
- ▶ Für gute Luftfeuchtigkeit sorgen, eventuell ist der Einsatz von Ultraschallverneblern sinnvoll.

> **Keine glyzerinhaltigen Stäbchen verwenden!**
> **Glycerin trocknet die Mundschleimhaut zusätzlich aus!**

Bei Schluckunfähigkeit

- ▶ Häufiges Anfeuchten der Mundschleimhaut mit unterschiedlichen Flüssigkeiten, mittels Pipetten oder Polygon-Swabs® oder Ansprühen der Mundschleimhaut mit verschiedenen Flüssigkeiten mittels kleinen Sprühfläschchen.

Bei Mundgeruch

- ▶ Chlorophyll-Dragees (wenn möglich).
- ▶ Minze-Plättchen, die sich im Mund auflösen (aus dem Lebensmittelgeschäft).

Bei Belägen im Mund

- ▶ Sie lösen sich sehr gut mit kohlensäurehaltigen Getränken wie Cola, Sekt oder mit kleinen Stückchen einer Vitamin-C-Brausetablette.

Medikamentös

Hier gilt es zu beachten, dass Medikamente prinzipiell die Anordnung des Arztes bzw. der Ärztin voraussetzen (mitverantwortlicher Tätigkeitsbereich):

- ▶ Vitamin C oder Zitronensäure regt die Speichelbildung an.
    Vorsicht: Es brennt bei wunder Mundschleimhaut.

- ▶ Vitamin-E-Kapseln öffnen und das Öl auf der Schleimhaut verteilen.
- ▶ Zur Stimulation der Speichelbildung können Cholinergika eingesetzt werden, z. B. Pilocarpin® Augentropfen 2,5 bis 5 mg bis 3-mal täglich. Die Wirkung hält etwa vier Stunden lang an.

  Vorsicht: Nicht bei Patienten mit Ileus, Asthma oder chronisch obstruktiven Lungenerkrankungen! Unerwünschte Nebenwirkungen von Pilorcarpin® können Schweißausbrüche, Übelkeit und intestinale Koliken sein.
- ▶ Eine eventuell vorhandene Candidiasis behandeln. Wenn möglich Medikamente reduzieren, die zur Mundtrockenheit führen.

> Mundtrockenheit kann in erster Linie durch eine sorgfältige, behutsame Mundpflege gelindert werden.

6.1.2 Terminale Dehydration

Terminale Dehydration ist der klinische Zustand von sterbenden PatientInnen, die nicht mehr in der Lage sind, eine ausreichende Menge Flüssigkeit zu sich zu nehmen (Burge 1993).

Dehydration, auch Dehydratation = die Austrocknung des Körpers durch Abnahme des Körperwassers

Positive Effekte der terminalen Dehydrierung

1. Es kommt zu einem massiven Anstieg **körpereigener Endorphine**, die schmerzlindernd wirken.
2. Die Herabsetzung der Bronchialsekretion vermindert Husten, Schleimbildung und ein Lungenödem.
3. Die Verminderung der Diurese erspart in manchen Fällen das Legen eines Blasenkatheters.
4. Die Verminderung der Magensekretion reduziert das Erbrechen.

Sekretion = Ausscheidung körpereigener Säfte, etwa Schleim aus den Bronchien, Magensaft etc.

Diurese = Harnausscheidung

Aufgrund der verminderten Flüssigkeitsaufnahme und der vermehrten Mundatmung entsteht häufig eine ausgeprägte Mundtrockenheit. Diese Mundtrockenheit erzeugt ein Durstgefühl. In erster Linie kann das ständige Feuchthalten der Mundschleimhaut den Durst lindern, weniger die Flüssigkeitszufuhr mittels Infusionen.

6.2 Atemnot (Dyspnoe)

Dyspnoe ist das Symptom der Atemnot und wird subjektiv als unangenehme Erschwerung der Atmung empfunden. Dieses Symptom wird ausgelöst durch das Missverhältnis zwischen Atmungsbedarf und Atemleistung. Je nach Schwere kann die Atemnot zu einer erheblichen Vermin-

Symptomkontrolle | Atemnot

derung der Lebensqualität führen. Die Angst zu ersticken gehört neben der Angst vor Schmerzen zur häufigsten Angst kranker und sterbender Menschen (vgl. Sorge 2002, S. 130).

In der palliativen Betreuung ist man häufig mit dem Symptom der Atemnot konfrontiert. Es tritt bei ca. 80 % der PatientInnen innerhalb der letzten 24 Stunden auf (vgl. Husebö u. Klaschik 2003, S. 256 und Weissenberger-Leduc 2002, S. 90).

Atemnot wird durch zwei Faktoren beeinflusst:
1. von der Art, wie die PatientInnen die Atemnot wahrnehmen,
2. von der Art, wie die PatientInnen auf die Atemnot reagieren.

Die Maßnahmen der Palliativbetreuung müssen sich deshalb sowohl an der Wahrnehmung als auch an der Verarbeitung der Atemnot durch die PatientInnen orientieren (vgl. Husebö u. Klaschik 2003, S. 256).

6.2.1 Symptome der Atemnot

Symptome der Atemnot sind:
- ▶ Lufthunger
- ▶ Kurzatmigkeit
- ▶ Beklemmungsgefühle

Pathologische Atemmuster bei Sterbenden

Atemnot äußert sich bei sterbenden Menschen aufgrund der Schädigung des Atemzentrums u. a. durch:

- ▶ **Cheyne-Stokes-Atmung** (→ auch Seite 39):

   Das ist das periodische An- und Abschwellen der Atmung mit kurzen Atempausen. Sie ist oft Vorzeichen der Schnappatmung.

- ▶ **Schnappatmung**

   Sie zeigt sich in einzelnen schnappenden Atemzügen, zwischen denen langen Pausen liegen können. Diese Atmung tritt meist wenige Stunden vor dem Tod ein.

6.2.2 Therapie der Atemnot

Die medizinische Therapie richtet sich in erster Linie nach der Ursache der Dyspnoe:

Medikamentöse Therapie

- ▶ bei Bronchospasmus: Bronchodilatatoren
- ▶ bei Angstzuständen: Diazepam, Midazolam
- ▶ evtl. Diuretika (nach sorgfältiger Abwägung von Nutzen und Schaden)

📖 **Bronchospasmus** = Krampfzustand der Atemmuskulatur

Dilatatoren, von lat. dilatare = ausbreiten, ausdehnen

Bronchodilatatoren = Medikamente, die die Bronchien erweitern

📖 **Diuretika** = harntreibende Mittel

Wenn die Ursachen der Atemnot medizinisch und pflegerisch nicht beseitigt oder für den Patienten bzw. die Patientin nicht zufrieden stellend gelindert werden können, kommen Opioide und eventuell Benzodiazepine sowie Anxiolytika zum Einsatz. Es soll damit der bestehende Sauerstoffmangel vom Gefühl des Lufthungers getrennt werden.

Morphine reduzieren die Atem- und Herzarbeit und ermöglichen innerhalb von vier Stunden um 20 % weniger Atemnot, was für die Betroffenen einen subjektiv großen Unterschied macht (P. Reichenpfader 2003, S. 10).

Andere palliative Maßnahmen

Die Punktion eines Aszites oder eine Strahlen- oder Chemotherapie können manchmal zur Leidensminderung beitragen.

Aszites-Punktion = Punktion der Bauchhöhle. Dabei wird Flüssigkeit entnommen, die sich in der Bauchhöhle angesammelt hat. Durch diese Druckentlastung können Beschwerden wie Atemnot gelindert werden.

Sauerstoffzufuhr: Die Sauerstoffgabe fällt unter den mitverantwortlichen Tätigkeitsbereich, bedarf also der ordnungsgemäßen ärztlichen Anordnung (mit Ausnahme von Notfällen). Der Arzt oder die Ärztin legt die jeweilige Dosis der O_2-Zufuhr in l/min sowie den Zeitraum und die Verabreichungsart (Nasensonde, Maske) fest.

Bei der Sauerstofftherapie muss bedacht werden, dass Atemnot in der Regel durch fehlerhafte oder versagende Atemmechanik und durch Ansteigen des arteriellen CO_2-Partialdruckes hervorgerufen wird. Eine O_2-Verabreichung kann bei bestehendem erhöhtem CO_2-Druck im Blut das CO_2 noch weiter ansteigen lassen und zu einer zunehmenden Bewusstseinstrübung führen (CO_2-Narkose). PatientInnen unter Sauerstofftherapie müssen deshalb immer auf ihre Bewusstseinslage und Atmung beobachtet werden.

Bei einer Sauerstoffgabe muss sichergestellt sein, dass der Patient bzw. die Patientin auch von der Sauerstoffgabe profitiert. Sonst wird eine Abhängigkeit von künstlicher Sauerstoffzufuhr geschaffen und damit verhindert, dass der Patient bzw. die Patientin andere Strategien der Bewältigung von Atemnot-Situationen entwickeln kann. Je nach Grunderkrankung (z. B. Asthma bronchiale) sind diese PatientInnen sogar durch Sauerstoffgaben gefährdet, weil der zugeführte Sauerstoff das Atemzentrum täuscht.

> **Sauerstoff darf niemals ohne vorherige Überlegung gegeben werden, auch nicht zur Beruhigung oder als Placebo.**

6.2.3 Pflegerische Maßnahmen

Einschätzung der Atemnot

Die Einschätzung der Atemnot ist wesentlich, um das Problem möglichst genau zu erfassen und geeignete Ziele und Maßnahmen auswählen zu können. Folgende Faktoren sind dabei zu berücksichtigen:

- ▶ Kenntnis der Grunderkrankung
- ▶ psychosoziale Aspekte (soziales und familiäres Umfeld, persönliche Lebensgeschichte)
- ▶ Beobachtung der Atemsituation (allgemeine Beurteilungskriterien der Atmung wie z. B. Atemtiefe, -rhythmus, -muster, -geräusche, Atemhilfsmuskulatur, Beginn und Dauer der Atemnot)
- ▶ Besteht eine Zyanose? Dazu müssen die Farbe der Lippen, Finger, Ohren überprüft werden.
- ▶ Art des Hustens
- ▶ Aussehen des Sputums

Ein plötzlicher Beginn von Atemnot mit rapider Zunahme kann Hinweis auf eine pulmonale Embolie sein.

Der Angst von PatientInnen und Angehörigen vorbeugen

Durch Funktionseinschränkungen des Lungengewebes kann die Atemarbeit auf das Vielfache der Norm ansteigen. Diese Zunahme der Atemarbeit, die dem O_2-Bedarf der Körperzellen jedoch nicht ausreichend nachkommen kann, lässt die betreffende Person verstärkt Atemnot empfinden. Atemnot löst immer auch Angst aus, die die Wahrnehmung der Atemnot wiederum erheblich verstärkt. Aufgrund des verursachten Stress werden vermehrt Stresshormone ausgeschüttet, welche einen erhöhten O_2-Verbrauch erzeugen.

Der Teufelskreis von Angst und Atemnot

$$\text{Angst}$$
$$\text{Atemnot} \qquad \qquad$$
$$\text{erhöhte Atemfrequenz}$$
$$\text{benötigt mehr } O_2$$
$$\text{vermehrte Atemarbeit}$$

Atemnot, das Gefühl nicht genügend Luft zu bekommen, ist eines der bedrohlichsten Symptome. Es löst existenzielle Ängste aus, nicht nur bei dem oder der Betroffenen, sondern auch bei den Angehörigen sowie bei den professionellen BetreuerInnen. Es ist entscheidend, dass die Pflegenden in diesen Situationen Ruhe vermitteln und klare Entscheidungen treffen können.

Bei entlastenden Lagerungen und anderen pflegerischen Interventionen ist es wichtig, dass die PatientInnen zuvor informiert werden, damit sie sich darauf einstellen können und damit nicht unnötige zusätzliche Unruhe ausgelöst wird.

> **Intervention** = Eingriff, Einschreiten, gezielte Maßnahme, Handlung

Es gilt, den PatientInnen und den Angehörigen zu erklären, was die Atemnot verursacht und was wir dagegen unternehmen werden. Das reduziert das Bedrohliche und schafft Sicherheit und Vertrauen.

Möglichkeiten zur Linderung der Atemnot

Pflegemaßnahmen sollen bereits vor einer akuten Atemnot auf ihre Wirkung hin ausprobiert werden.

- ▶ spezielle Lagerungen
- ▶ atemstimulierende Einreibungen
- ▶ Wickel und Auflagen
- ▶ Inhalationen
- ▶ Massagen; auch Fußmassagen in rhythmischen Bewegungen

Die Maßnahmen können durchaus mit ätherischen Ölen kombiniert werden, die eine normale Atmung unterstützen. Vorsicht bei bestehendem Asthma bronchiale: Ätherische Öle können die Spastik verstärken.

Eine dazu ergänzende ärztlich verordnete Bedarfsmedikation (z. B. Morphium, Diazepam) für Notfallsituationen sowie die Zusicherung, nicht alleine gelassen zu werden, können zusätzlich eine gewisse Sicherheit vermitteln.

Lagerungen

Bei Atemnot werden meist automatisch Oberkörperhochlagerungen eingenommen, die ein tiefes Atmen fördern und das Abhusten von Sekret erleichtern.

Um bei **Rückenlage** eine gute Atmung zu ermöglichen, ist es erforderlich, die Knie auf einer Rolle zu lagern und unter das Steißbein ein kleines Keilkissen zur Vermeidung eines Hohlkreuzes zu geben. Der Kopf soll so gelagert sein, dass er eine gestreckte Halswirbelsäule ermöglicht.

Kutschersitz: Der Patient bzw. die Patientin beugt den Oberkörper leicht nach vorne und stützt die Ellenbogen auf den leicht gespreizten Oberschenkeln ab. Durch das Aufstützen der Arme wird das Gewicht des Schultergürtels vom Brustkorb weggenommen.

Reitsitz: Dabei legt der Patient bzw. die Patientin die Arme und den Kopf auf eine Stuhllehne.

Sitz in Hockestellung: Der Patient bzw. die Patientin umschließt mit den Armen die Knie.

Sitz auf den Fersen: Der Patient bzw. die Patientin sitzt auf den Fersen, die Kniestellung ist dabei weit, gleichzeitig kann er seine Arme und den Kopf auf eine Stuhllehne legen.

Indem eine andere Person (Pflegepersonal, Angehörige) ihre Hände z. B. an die Flanken des Patienten bzw. der Patientin legt, wird das Wahrnehmen der eigenen Atmung verbessert, das wirkt insgesamt beruhigend.

VATI-Lagerungen: Mit der V-, A-, T- und I-Lagerung (siehe Grundpflege ATL Atmen) werden bestimmte Lungenabschnitte durch gezielte Hohllagerung des Brustkorbs gedehnt und damit besser belüftet. Es gilt die jeweils angenehmste Lage für den Patienten bzw. die Patientin herauszufinden.

Hilfen bei akuter Atemnot

▶ Den eigenen Atemrhythmus beibehalten (Übertragung)
▶ Dem Patienten bzw. der Patientin „Raum" geben, um zu atmen
▶ Den Oberkörper des Patienten bzw. der PatientIn hochlagern und mit ihm bzw. ihr die erträglichste Lagerung herausfinden. Oft haben PatientInnen das Bedürfnis, die verschiedenen Oberkörperhochlagerungen zu wechseln. Es ist wichtig, das auch zu ermöglichen!
▶ Geeignete Atemtechnik einüben, um einer Hyperventilation vorzubeugen
▶ Lagerungshilfen einsetzen: Rollen, Luftballons 25 cm unter den Knien und unter den Armen
▶ Frische Luft (Fenster öffnen)

auf zusätzlichen Wunsch:

▶ Ventilatoren einsetzen
▶ Ätherische Öle anwenden, die schon zuvor in einer Phase ohne Atemnot ausprobiert wurden (z. B. Zedernöl)

6.2.4 Death rattle

Das Todesrasseln beschreibt eine geräuschvolle, charakteristisch rasselnde Atmung in den letzten Lebensstunden oder -tagen. Diese Atmung entsteht bei bewusstseinsreduzierten oder bewusstlosen PatientInnen aufgrund der Ansammlung von Schleim und Speichel wegen des fehlenden Schluck- und/oder Hustenreflexes.

Andere Menschen empfinden dieses Geräusch in der Regel als sehr unangenehm und Angehörige befürchten oft, dass der Patient bzw. die Patientin darunter sehr leiden könnte. Es ist daher wichtig, mit ihnen darüber zu sprechen. Inwieweit Sterbende durch die Rasselatmung tatsächlich beeinträchtigt werden, ist ungeklärt. Die Vermutung liegt aber nahe, dass die Mehrzahl der PatientInnen im somnolenten Bewusstheitszustand (nicht zuletzt durch die hohe CO_2-Konzentration im Blut) dieses Symptom nicht oder nur eingeschränkt wahrnehmen kann. Ein Anzeichen dafür ist auch der meist völlig entspannte Gesichtsausdruck. Ein Hinweis darauf kann die Angehörigen entlasten.

> **somnolent** = eine quantitative Bewusstseinsstörung in Form von stark erhöhter Schläfrigkeit. Die betreffende Person ist aber auf Reize hin weckbar.

Dieses Symptom wird medikamentös mit sekrethemmenden Medikamenten (z. B. Scopolamin) behandelt.

Lagerungen

Pflegerisch kann ein Lagerungswechsel Erleichterung bringen. Es ist darauf zu achten, dass bei der Lagerung des Kopfes die Zunge nicht nach hinten fallen kann und dadurch zusätzlich noch ein Sekretstau produziert wird.

Absaugen

Das ist selten zielführend und es ist für die PatientInnen äußerst belastend! Durch das Absaugen wird ein zusätzlicher Reiz gesetzt, die Sekretproduktion nimmt zu und letztlich verschlechtert sich das Rasseln. Deshalb ist es nach Möglichkeit zu vermeiden.

6.3 Ulzerierende Wunden

Ulzerierende Wunden können für die PatientInnen und ihre Bezugspersonen eine große Belastung bedeuten. Die „unästhethische" Seite der Krankheit, das Fortschreiten und die Lebensbedrohung werden nach außen hin sichtbar. Zudem sind diese Wunden häufig von einem üblen Geruch begleitet, der sowohl von den Betroffenen selbst als auch von anderen Personen in der Regel als Ekel erregend empfunden wird.

Die Betroffenen

> „sehen sich selbst im Spiegel, sie können sich selbst riechen, sie tupfen sich selbst den Speichel oder Tumorexsudat weg, sie legen häufig selbst ihre Verbände an und nehmen meist ihr äußeres Erscheinungsbild sehr genau wahr. Sie leiden darunter, schämen und ekeln sich, sind wütend, hadern mit ihrem Schicksal und trauern um ihr verlorenes Körperbild. Dieser enorme Druck macht PatientInnen sehr verletzlich und gleichzeitig wachsam für die Reaktionen ihrer Mitmenschen."
>
> (Kern 2002, S. 143–144)

Die Situation löst häufig Ängste sowie Hilf- und Ratlosigkeit bei den Angehörigen aus. Der Patient oder die Patientin isoliert sich oft selbst aus Angst, andere mit seinem/ihrem Aussehen und dem Geruch zu belästigen, oder wird von anderen Personen zunehmend gemieden.

Häufige Ursachen für solche Wunden sind u.a.:

- ulzerierende (geschwürsbildende) Wunden bei HNO-Tumoren
- Hautmetastasen
- exulzerierende (geschwürig zerfallende) Tumore
- Dekubital-Ulcera

6.3.1 Pflegerische Handlungen

Die eigene Haltung

Es zeugt von Respekt vor dem Menschen, sich bewusst zu überlegen, wie man möglichst taktvoll mit der Situation umgehen kann.

> **Betroffene PatientInnen nehmen jede noch so kleine unachtsame Bemerkung oder nonverbales Verhalten wahr, das sie zutiefst in ihrer Menschenwürde verletzen kann.**

Übel riechende Wunden können auch für das Pflegepersonal eine sehr große Belastung bedeuten. Es ist dabei unbedingt wichtig, die eigenen Grenzen wahrzunehmen. Ekelgefühle sind menschlich und auch nicht durch das Tragen einer Dienstkleidung einfach zu beseitigen. Diesbezügliche Belastungen sollten im Pflegeteam diskutiert werden, um im Einzelfall die bestmögliche Lösung zu finden. Nichts desto trotz können übel riechende Wunden ein ganzes Pflegeteam vor eine große Herausforderung stellen.

Psychosoziale Begleitmaßnahmen

- Die Bezugspersonen, soweit für sie zumutbar und möglich, mit einbeziehen, um die Isolation des Patienten bzw. der Patientin zu vermindern.

- ▶ Gelegenheit geben, über die Empfindungen und Ängste zu sprechen, und nicht einfach darüber hinweggehen. Oft muss die Pflegeperson den Anstoß zum Gespräch geben, da die Betroffenen die Situation mitunter beschämend erleben.
- ▶ Den Trauerreaktionen und Gefühlsregungen den nötigen Raum geben und wertschätzend damit umgehen.
- ▶ Verarbeitungsstrategien sowie Ressourcen erkennen und fördern.
- ▶ Gemeinsam für den Patienten bzw. die Patientin erleichternde Maßnahmen finden (Lüften des Raumes zu bestimmten Zeiten, Zeitpunkt, Technik und Häufigkeit des Verbandwechsels, Auslegen von frischen Orangen- oder Zitronenscheiben, Kräuterduftkissen o. ä.)

📖 **Ressourcen** = hier: Mittel oder Fähigkeiten von Personen, die helfen können, eine Situation zu meistern

Wundversorgung

Verbände sollen mit speziellen Materialien und Techniken so angebracht werden, dass sie zum einen der Geruchsverbreitung entgegenwirken und zum anderen für die PatientInnen kosmetisch akzeptabel sind. Zur Geruchsminderung wird auf ärztliche Verordnung je nach Wundart Chlorophyll, Kohle und Metronidazol (Antibiotikum) eingesetzt.

6.4 Übelkeit und Erbrechen

Übelkeit ist die subjektive Empfindung von Unwohlsein im Rachen und/oder in der Magengegend mit der Neigung zum Erbrechen. Übelkeit kann in Verbindung mit Schwitzen, Speichelfluss, Blässe, Kopfschmerzen und Tachykardie auftreten. Übelkeit reicht von leichtem Unwohlsein bis zu dem Gefühl, im nächsten Augenblick erbrechen zu müssen.

Erbrechen ist ein heftiger Ausstoß von Mageninhalt durch den Mund. Daran sind neben dem Magen-Darm-Trakt auch das Zwerchfell und die Bauchmuskulatur beteiligt. Erbrechen ist ein physiologischer Selbstschutzmechanismus des Körpers, mit dem er versucht, toxische Substanzen zu eliminieren.

Würgen wird durch spastische Kontraktionen des Zwerchfells und der Bauchmuskulatur verursacht.

📖 **Tachykardie** = Herzrasen, schnelle Schlagfolge des Herzens: Die Herzfrequenz ist größer 100/min.

📖 **spastische Kontraktion** = krampfartiges Zusammenziehen

📖 **Gastroparese** = Magenlähmung

📖 **Obstipation** = Verstopfung

📖 **Obstruktion** = Verlegung oder Verschluss etwa durch eine Geschwulst

6.4.1 Ursachen von Übelkeit und Erbrechen

Tumorbedingt

- ▶ Beeinträchtigung des autonomen Nervensystems (Gastroparese)
- ▶ Obstipation
- ▶ Obstruktion, partiell oder komplett

Palliativpflege

Symptomkontrolle | Übelkeit und Erbrechen

Hepatomegalie = Schwellung oder Vergrößerung der Leber

Leber-/Niereninsuffizienz = nicht ausreichende oder ganz ausgefallene Funktion der Leber und Nieren

Hyperkalzämie = überhöhte Kalziumkonzentration im Blut

Hyponatriämie = Natriummangel

Funktionelle Dyspepsie = Reizmagen. Bezeichnung für Beschwerden (Schmerzen, Sodbrennen, Völlegefühl) unterschiedlicher Ursachen im Bereich des Oberbauches bei Erwachsenen

Gastritis = Entzündung der Magenschleimhaut

Ulcera = Mehrzahl von Ulcus, hier Magengeschwür

Urämie = Nierenversagen mit Harnvergiftung

Anamnese = Erhebung der Krankengeschichte und der Vorgeschichte von PatientInnen

intermittierend = mit Unterbrechungen auftretend

▶ Hepatomegalie
▶ Erhöhter Hirndruck
▶ Metabolische Ursachen (Leber-Niereninsuffizienz, Elektrolytstörungen, Hyperkalzämie, Hyponatriämie)
▶ Angst

Therapiebedingt

▶ Chemotherapie (speziell als Spätwirkung)
▶ Radiotherapie
▶ Medikamentöse Therapie (z. B. Opioide, Antibiotika, Antidepressiva u. a.)

Andere Ursachen

▶ Funktionelle Dyspepsie
▶ Gastritis, Ulcera
▶ Urämie
▶ Obstipation
▶ Angst
▶ In der ersten Woche nach dem Beginn einer Schmerztherapie mit Opioiden leiden etwa 20 % der PatientInnen unter Übelkeit und Erbrechen. Ursache dafür ist die Reizung des Brechzentrums (Chemorezeptoren-Triggerzone, Vestibulusapparat) und/oder eine Reizung des Magen-Darm-Traktes.

Eine genaue Erfassung der Situation ermöglicht neben Rückschlüssen auf die mögliche Ursache der Übelkeit/des Erbrechens auch eine konkrete Planung lindernder Maßnahmen. Ähnlich der Schmerzerfassung können für die Erfassung von Übelkeit und Erbrechen diverse Skalen angewandt werden.

6.4.2 Anamnese von Übelkeit und Erbrechen

Übelkeit und Erbrechen müssen getrennt beurteilt werden. Eine Fremdeinschätzung der Übelkeit ist ungenau. Durch gezieltes Befragen der PatientInnen lassen sich die Intensität der Übelkeit und mögliche Ursachen beurteilen.

Wichtige Fragen

▶ Wann begann die Übelkeit?
▶ Besteht sie dauernd oder intermittierend?
▶ Gibt es auslösende Faktoren?
▶ Tritt die Übelkeit nach Einnahme bestimmter Medikamente auf?
▶ Bestehen Magenschmerzen? (Gastritis)

- ▶ Gibt es Schluckbeschwerden?
- ▶ Ist die Mundschleimhaut intakt? (Soor)
- ▶ Besteht eine Obstipation?
- ▶ Ist ein gesteigertes Durstgefühl spürbar? (Hyperkalzämie)
- ▶ Ist der Bauch weich, gespannt, druckempfindlich?
- ▶ Sind Darmgeräusche hörbar? Winde?
- ▶ Verursacht das Stehen Schmerzen?

Um die Intensität der Übelkeit zu erfassen, eignet sich eine Visuelle Analog-Skala oder eine numerische Rating-Skala (ähnlich wie bei Schmerz):

0   1   2   3   4   5   6   7   8   9   10

keine Übelkeit   könnte nicht schlimmer sein

Einschätzung des Erbrechens

Wichtige Kriterien:

- ▶ Art und Weise:
  - Tritt das Erbrechen plötzlich, ohne vorherige Übelkeit auf?
  - Ist das Erbrochene unverdaut?
  - Führt das Erbrechen zur Linderung der Übelkeit?
- ▶ Frequenz, Dauer und Volumen des Erbrechens
- ▶ Zeitpunkt des Erbrechens:
  - Erbrechen abends könnte auf einen Verschluss des Magenausganges hinweisen.
  - Heftiges Erbrechen am Morgen in Verbindung mit Kopfschmerzen könnte ein Zeichen für erhöhten intrakraniellen Druck sein.
- ▶ Gibt es Geruch und Beimengungen wie helles oder dunkles Blut, Stuhl (Misere), Gallenflüssigkeit?
- ▶ Begleitsymptome:
  - Treten Kopfschmerzen in Verbindung mit dem Erbrechen auf?
- ▶ Auslösende Faktoren:
  - Bestimmte Tätigkeiten, Gerüche, nach Einnahme von Medikamenten?
  - Leidet der Patient bzw. die Patientin unter Husten, der das Erbrechen auslöst?

intrakranieller Druck = der Druck, der innerhalb des Schädels herrscht

Skala (Aulbert/Zech, 1997) zur Erfassung von Erbrechen

1	leicht	1–2-mal
2	mittel	3–5-mal
3	stark	5–8-mal
4	sehr stark	> 8-mal

> Für manche PatientInnen ist die Übelkeit ein weit belastenderes Symptom als das Erbrechen.
> Für Angehörige, aber auch für professionelle BetreuerInnen, ist das Erbrechen als sichtbares Symptom schwerer zu tolerieren als das subjektive Erleben von Übelkeit.

6.4.3 Therapie

> **Antiemetika** = Mittel gegen Erbrechen und Übelkeit

> **Neurotransmitter** = biochemische Substanzen, die Informationen von einer Zelle zur anderen weitertransportieren. Rezeptoren nehmen diese Informationen auf.

Es kommen häufig antiemetische Substanzen zur Anwendung, die auch miteinander kombiniert werden können, um durch die Blockierung verschiedener Neurotransmitter-Rezeptoren eine bessere Wirkung zu erzielen.

- Anticholinergika: Scopolamin, Atropinsulfat
- Antihistaminika: Cyclicine
- 5HT4-Antagonisten: Metoclopramid
- 5HT3-Antagonisten: Ondansetron
- Dopaminantagonisten: Metoclopramid, Haloperidol, Domperidon
- Benzodiazepine: Lorazepam
- Cannabinoide: Cannabis

Nebenwirkungen

Antriebsdämpfung (Sedierung), Nervosität, Unruhe, Schlaflosigkeit, Rastlosigkeit, Durchfälle, Obstipation oder Kopfschmerzen.

Bei Medikamenten, die über Dopaminrezeptoren wirken, können extrapyramidale Nebenwirkungen wie Krämpfe der Hals- und Nackenmuskulatur, Blickkrämpfe und Zungenkrämpfe auftreten. Die orale Gabe der Antiemetika ist am effektivsten. Bei starker Übelkeit und häufigem Erbrechen ist eine parenterale oder rektale Gabe zumindest vorübergehend notwendig (vgl. Feichtner 2002, S. 113).

> **parenteral** = unter Umgehung des Verdauungstraktes. Bei parenteraler Gabe werden Medikamente meist über eine Spritze intravenös verabreicht.

6.4.4 Pflegerische Maßnahmen

- Sicherstellen, dass die verabreichten Antiemetika in oraler/rektaler Form auch aufgenommen werden können (eventuell parenterale Verabreichung der Antiemetika)
- Obstipation ausschließen (rektale Untersuchung)
- Auf Hirndruckzeichen achten
- Darmgeräusche überprüfen (Ileus)
- Nahrungsaufnahme:
    - unangenehme Essensgerüche vermeiden
    - Angehörige entlasten, keinen Druck ausüben, dass der Patient bzw. die Patientin essen soll

▶ Sehr kleine Mahlzeiten (nicht mehr als zwei Mund voll pro Mahlzeit)
  – auf großem Teller servieren
  – zum Essen nur wenig trinken
  – nach den Mahlzeiten ruhen
▶ Sorgfältige Mundpflege
▶ Als Getränk eignen sich kalte, kohlensäurehaltige Getränke
  – kleine Eiswürfel (eventuell aus Fruchtsaft) lutschen
  – Honig mit Ingwer in kleinen Mengen geben, wenn der Geschmack erwünscht ist
▶ Entspannung und Ablenkung, um die Fixierung auf die Übelkeit zu mindern
▶ Massagen
▶ Den Akupunktur-Punkt Pe6 = Neiguan-Akupressurpunkt drücken. Das Drücken dieses Punktes kann Übelkeit lindern. Es sind im Handel auch spezielle Akupressurarmbänder (z. B. Sea-bands®) erhältlich, die eine einfache Stimulation dieses Punktes ermöglichen. Ein Kunststoffknopf übt einen sorgfältig kontrollierten Druck auf den Akupressurpunkt aus. Die Bänder sollten an beiden Handgelenken getragen und können durchgehend belassen werden. In der Praxis hat sich gezeigt, dass die Wirksamkeit der Sea-Bands durch manuellen Druck auf den Kunststoffknopf erhöht werden kann.
▶ Warmes Kirschkernsäckchen auf den Solarplexus legen
▶ Beim Erbrechen:
  – Lagerung sitzend oder in Seitenlage
  – Allgemeine Hilfestellung wie Nierenschale, Zellstoff und Abfallsack in Reichweite sowie ausreichende Mundpflege ermöglichen

📖 **Pe6** = Neiguan Akupressurpunkt. Er befindet sich auf der Innenseite des Unterarmes, drei Finger breit unterhalb des Handgelenkes, zwischen den beiden Sehnen.

📖 **Solarplexus** = Sonnengeflecht. Dieses Geflecht von Nervenfasern befindet sich im oberen Bauchraum unterhalb des Brustbeins (zwischen dem zwölften Brust- und ersten Lendenwirbel) bei der Bauchaorta.

6.5 Unruhe und Verwirrtheit

6.5.1 Unruhe

Störungen wie Unruhe und Verwirrtheit kommen bei sterbenden Menschen häufig vor. Sie sind in den letzten zwei bis drei Lebenstagen das Normale und nicht das Außergewöhnliche. Unruhe bei sterbenden Menschen ist nicht in jedem Fall behandlungsbedürftig. Sie kann durchaus auch einen produktiven Aspekt haben.

Beispiel aus dem Hospiz Innsbruck:

__Eine Frau hat die Nacht vor ihrem Tod in großer Unruhe zugebracht. Sie versuchte immer wieder aus dem Bett aufzustehen und erklärte, sie müsse den Garten noch winterfest machen. Vor allem beschäftigte sie sich mit dem Lavendelstrauch. Am Ende der Nacht war sie zufrieden und sehr ruhig. Sie hatte einen guten Platz für ihren Lavendel gefunden und wenige Stunden später starb sie in großer Ruhe.

Unruhe bei sterbenden Menschen ist oft äußerst belastend für Angehörige, aber auch für die professionellen BetreuerInnen. Vielleicht hängt das auch damit zusammen, dass wir in unserer Vorstellung das Bild haben, dass Sterbende ruhig, entspannt und möglichst schlafend in ihren Betten liegen sollen?

Die Unruhe hat bei sterbenden Menschen oft einen **ordnenden Charakter** und häufig empfinden sie selbst diese Unruhe als keineswegs belastend. Deshalb sollten wir uns vor einer **möglichen Sedierung** immer fragen, **wer** denn unter der Unruhe leidet.

> **Sedierung** = Ruhigstellung, indem Beruhigungsmittel gegeben werden

> Auch wenn terminale Unruhe einen produktiven, ordnenden Charakter haben kann, müssen wir auch an andere Ursachen für die Unruhe denken!

Mögliche Ursachen für Unruhe

▶ Medikamente, die nicht mehr ausgeschieden werden und damit leicht überdosiert sein können (Benzodiazepine, Anticholinergika, Steroide, Theophyllin, Neuroleptika)

▶ Veränderungen im Zentralnervensystem können massive Unruhe verursachen, z. B. bei Hirnmetastasen, bei Sepsis oder bei Hyperkalzämie.

▶ Entzugssymptome: Jemand, der zwei Schachteln Zigaretten pro Tag geraucht hat und jetzt aufgrund seiner Schwäche dazu nicht mehr in der Lage ist, wird vermutlich unter dem Entzug leiden. Ein Nikotin-Ersatzpflaster kann dann sehr hilfreich sein.

▶ Eine unbequeme Lagerung

▶ Eine volle Blase

▶ Schmerzen

▶ Juckreiz

Hilfen bei Unruhe

▶ Unruhe ansprechen

▶ Angehörige darüber aufklären

▶ Den Kranken bzw. die Kranke nicht alleine lassen

▶ Sanfte Berührung, vielleicht Hautkontakt (am Solarplexus, der Handinnenfläche, der Fußsohle, Rücken an Rücken sitzen)

▶ Fragen, wo die Unruhe verspürt wird und die Hände dorthin legen

- ▶ Leises Summen oder Singen
- ▶ Angenehmes Licht, Musik
- ▶ Wiegen, Hängematte

Das Liegen in einer Hängematte kann Geborgenheit vermitteln und die Unruhe lindern helfen.

- ▶ Ja/Nein-Fragen stellen (zu Schmerzen, zur Angst, zur Vergangenheit, etc.). Es kann auch hilfreich sein, die Aufmerksamkeit unruhiger PatientInnen auf angenehme Erinnerungen in ihrem Leben zu lenken.
- ▶ Lavendelöl-Kompressen auf den Solarplexus auflegen
- ▶ Medikamentös: Lorazepam, Midazolam, Haloperidol, Diazepam

6.5.2 Verwirrtheit

Die Diagnose „Verwirrtheit" zu stellen ist bei sterbenden Menschen deshalb schwierig und v. a. nicht zielführend, weil sich der Sterbevorgang wissenschaftlicher Erkenntnis entzieht. Wir können nicht wissen, was Sterbende für sich wahrnehmen und verarbeiten. Wir sollten deshalb zurückhaltend und vorsichtig mit Ausdrücken wie „verwirrt" oder „desorientiert" umgehen!

Es entsteht oft der Eindruck, dass sich die Vergangenheit, die Gegenwart, Traum und Wirklichkeit für die PatientInnen vermischen, da sie alte Erinnerungen, verbunden mit aktuellen Erlebnissen, Wunschbildern und Zukünftigem äußern.

Sterbende Menschen drücken ihre Wahrnehmungen und Gedanken häufig in Form von **Bildern und Gleichnissen** aus und manchmal scheinen Sterbende visionsähnliche Erfahrungen zu machen.

Zusammenfassung

> Eine gute Symptomkontrolle steigert das Wohlbefinden für die Betroffenen und ihre Bezugspersonen erheblich. Es ist wichtig, auf diverse Befindlichkeitsstörungen fachgerecht zu reagieren. Eine genaue Einschätzung der Situation sowie ein daran ausgerichtetes, passendes Pflegeangebot soll Erleichterung bringen. Die Kunst, Sicherheit zu vermitteln, ist ein wesentlicher Aspekt in der Symptomkontrolle allgemein.
>
> Es wäre allen Sterbenden zu wünschen, dass Pflegepersonen hinter einer massiven Unruhe und „verwirrten" Äußerungen sterbender Menschen die existenzielle Not ihrer PatientInnen erkennen könnten und ein Bemühen um Verständigung (verbal wie nonverbal) aufrecht bliebe, auch wenn ihnen die wahren Beweggründe dieser inneren Unruhe unbekannt sind. Medikamentöse Eingriffe bei Unruhezuständen müssen sorgfältig überlegt werden! Hilfreich ist die Frage: Wer hält die Unruhe nicht aus?

Fragen zur Wissensüberprüfung

1. Wie können Sie einer trockenen Mundschleimhaut entgegenwirken?
2. Warum kann eine Sauerstofftherapie aufgrund von Atemnot mehr schaden als nützen?
3. Welche Pflegemaßnahmen können Sie zur Linderung von Atemnot anbieten und was ist bei akuter Atemnot zu tun?
4. Was können Sie bei ulzerierenden Wunden für die Betroffenen tun?
5. Wie schätzen Sie die Symptome Übelkeit und Erbrechen ein? Was können Sie pflegerisch zur Erleichterung beitragen?
6. Welche Ursachen kann Unruhe haben?

Literatur

E. Aulbert, D. Zech (1997): Lehrbuch der Palliativmedizin. Schattauer Verlag, Stuttgart.

A. Feichtner in C. Metz et al (2002): Balsam für Leib und Seele. Lambertus Verlag, Freiburg.

G. Holle (2001): Homöopathie-Zeitschrift, Fachzeitschrift für Klassische Homöopathie des Homöopathie-Forums, Gauting.

S. Husebö und E. Klaschik (2003): Palliativmedizin, 3. Auflage. Springer Verlag, Wien, New York.

E. Kellnhauser et al (2004): Thiemes Pflege. 10. Auflage. Georg Thieme Verlag, Stuttgart, New York.

M. Kern in C. Metz et al (2002): Balsam für Leib und Seele. Lambertus Verlag, Freiburg.

N. Menche et al (2001): Pflege Heute. Urban & Fischer Verlag, München.

P. Reichenpfader (2003): Terminale Atemnot. Ärztemagazin Juli 2003.

M. Sorge in C. Metz et al (2002): Balsam für Leib und Seele. Lambertus Verlag, Freiburg.

B. Stapel (2003): Palliative Care. Die letzten Lebenstage, Pflege in der Terminalphase. www.ahop.at

M. Weissenberger-Leduc (2002): Handbuch der Palliativpflege. 3. Auflage, Springer Verlag, Wien, New York.

7 Das Symptom Schmerz

Lernziele

Nach dem Studium dieses Kapitels sollten Sie …

… die Bedeutung und die Entstehung von Schmerz verstehen.

… Schmerz als vieldimensionales Geschehen begreifen.

… wissen, wie Schmerz erfasst und bewertet werden kann (Schmerzassessment).

… basale Grundsätze der medikamentösen Schmerztherapie kennen.

… pflegerische Angebote zur Schmerzkontrolle einsetzen können.

… den Aufgabenbereich von Pflegepersonen bei der Schmerzkontrolle kennen.

Schmerz ist eines der wichtigsten Symptome in der Palliative Care, da dieses Phänomen zum einen die Lebensqualität eines Menschen sehr beeinflussen kann und zum anderen viele PatientInnen, die an unheilbaren Erkrankungen (z. B. onkologische Krankheiten) leiden, häufig zumindest zeitweise davon betroffen sind. Pflegepersonen können im Hinblick auf die Schmerzkontrolle einen wesentlichen Beitrag leisten und müssen sich dieser Verantwortung bewusst sein.

Es ist nicht einfach, das Phänomen Schmerz allgemein gültig zu beschreiben, da Schmerz nichts Objektives ist, sondern von jedem Menschen unterschiedlich und einzigartig erlebt und verspürt wird.

> **Schmerz ist immer ein subjektives Empfinden.**

> Schmerz ist das, was der Betroffene über die Schmerzen mitteilt, sie sind vorhanden, wenn der Patient mit Schmerzen sagt, dass er Schmerzen hat.
> *(McCaffery 1999)*

> Schmerz ist ein unangenehmes Sinnes- und Gefühlserlebnis, das als Folge einer Gewebsirritation oder Gewebsschädigung auftritt.
> *(WHO)*

> Schmerz ist, was der Patient als Schmerz empfindet nicht, was der Helfer befindet.
> *(Österreichische Krebshilfe)*

7.1 Das Schmerzerleben

7.1.1 Bedeutung des Schmerzes

Der Schmerz dient uns als wichtiges Warnsignal. Würden wir keine Schmerzen empfinden, würden wir z. B. im Schlaf keine Lageveränderung vornehmen oder die Hand von der heißen Herdplatte nicht reflexartig zurückziehen. Wir würden uns auch nicht bemüßigt fühlen, Grundlegendes an unserem Verhalten zu verändern, um krankhaften Veränderungen vorzubeugen (z. B. ergonomisches Arbeiten).

7.1.2 Einteilung der Schmerzen nach Entstehungsort

Der menschliche Körper verfügt über eine große Anzahl an Schmerzrezeptoren (= Nozizeptoren) in fast allen Geweben (Ausnahme: Zentralnervensystem, Knochen, Zahnschmelz). Wird ein Gewebe geschädigt, kommt es zu einer Freisetzung chemischer Stoffe (z. B. Serotonin, Bradykinin, Histamin, Prostaglandin E), welche die Nozizeptoren erregen. Diese wandeln die chemischen Stoffe in Schmerzimpulse um und leiten sie über das Rückenmark zum Gehirn:

- zum Hirnstamm
- zur Formatio reticularis/Thalamus: Die Aufmerksamkeit wird erhöht.
- zur Großhirnrinde: Der Schmerz wird bewusst und quantitativ bewertet.
- zum limbischen System: Das ist das Zentrum der Gefühle, es interpretiert die emotionale Bedeutung und qualitative Bewertung des Schmerzes.

> **Formatio reticularis** = ein lebenswichtiges Schaltzentrum im Gehirn, das u. a. auch für Atmung zuständig ist

Die Schmerzmeldung an unser Gehirn funktioniert über zwei verschiedene Möglichkeiten:

Nozizeptorschmerzen

Schmerz wird hier durch die **Reizung von Schmerzrezeptoren** erzeugt (wie oben beschrieben).

Der Entstehungsort des Schmerzes entspricht auch dem Schmerzort.

Der **somatische** Schmerz geht von den Schmerzrezeptoren der Haut, dem Bindegewebe, der Skelettmuskulatur und den Gelenken aus. Entsteht Schmerz an oberflächlichen Körperstellen (z. B. Nadelstich an der Haut), so wird er hell wahrgenommen und es ist genau zu spüren, wo der Schmerzreiz herkommt. Liegt der Schmerzreiz tiefer (z. B. Meniskusverletzung), ist die Wahrnehmung des Schmerzes dumpf und nicht so gut lokalisierbar.

Der **viszerale** Schmerz entsteht durch Reizung der Schmerzrezeptoren in den inneren Organen des Brust-, Bauch- und Beckenraumes. Er lässt sich schwer lokalisieren und kann sich drückend und ziehend, mitunter auch krampfartig (durch rasche und starke Dehnung der Hohlorgane, z. B. bei einer Gallenkolik) anfühlen.

Neuropathische Schmerzen

Im Unterschied zum nozizeptiven Schmerz wird hier Schmerz durch die **Reizung der Nerven** des zentralen oder peripheren Nervensystems erzeugt. Der Entstehungsort des Schmerzes entspricht nicht dem Schmerzort.

Das schmerzleitende System ist also direkt selbst betroffen. Nervenschmerzen äußern sich entweder

- ▶ attackenhaft: einschießend, schneidend, stechend, oder
- ▶ als Dauerschmerz: brennend und bohrend.

7.1.3 Einteilung der Schmerzen nach der Zeit

Akute Schmerzen

Das sind Schmerzen, die weniger als drei Monate andauern und ein voraussichtliches Ende haben.

Chronische Schmerzen

Sie halten lange an (drei Monate oder länger). Der chronische Schmerz kann dauerhaft oder in Form von immer wieder auftretenden Schmerzen (z. B. Migräne) erlebt werden.

Beim chronischen Schmerz wird die Schmerzschwelle gesenkt und die Rezeptoren im Rückenmark (am Hinterhorn des Rückenmarks) verstärken allmählich die Übertragung von Schmerzreizen an das Gehirn. Man spricht hier vom „**Schmerzgedächtnis**", das zentrale Nervensystem merkt sich die Schmerzen. Bereits sehr leichte Reize können dann die Schmerzempfindung für die PatientInnen drastisch erhöhen und es wird schwer, diese Reaktion schmerztherapeutisch wieder zu löschen.

Bei chronischen Schmerzen kann sich der Schmerz zu einer eigenständigen Krankheit (= **Schmerzkrankheit**) entwickeln. In der Palliative Care werden die Symptome dieser Schmerzkrankheit behandelt und nicht die Ursache der Schmerzen, weil diese meist nicht mehr heilbar ist.

Die Gate-Theorie

Vereinfacht ausgedrückt gründet diese Theorie auf der Annahme, dass

Informationen aus anderen Nervenfasern (z. B. für Temperaturempfindungen oder Berührungsempfindungen über die Haut) mit den Informationen der Schmerzimpulse konkurrieren, da unser Gehirn nur eine beschränkte Anzahl an Informationen auf einmal verarbeiten kann. Nicht alle Reize können das Tor zur Bewusstwerdung gleichzeitig passieren. Aus diesem Grund haben auch zusätzliche Behandlungsangebote wie Entspannung, Hypnose, Massagen, Kälte- und Wärmeanwendungen und Akupunktur Erfolg in der Schmerzbekämpfung.

konkurrieren = wetteifern

Die Schmerztoleranz

Als Schmerztoleranz wird das Ausmaß an Schmerzen bezeichnet, das ein Mensch an Schmerzen ertragen will (vgl. McCaffery 1997). Die Schmerztoleranz ist von Mensch zu Mensch sehr unterschiedlich und kann auch bei einem Menschen in verschiedenen Situationen variieren.

> **PatientInnen mit lang andauernden oder wiederholten Schmerzen zeigen eine zunehmend geringere Schmerztoleranz!**

7.1.4 Was den Schmerz beeinflusst

Die Subjektivität des Schmerzerlebens wird deutlich, wenn man die Einflussfaktoren näher beleuchtet. Im Folgenden werden einige Einflussfaktoren beispielhaft dargestellt.

▶ Sozialer/kultureller Hintergrund: Wie war der Umgang mit Schmerz in der Kindheit? Wie habe ich gelernt, mich zu verhalten und welches Verhalten haben meine Bezugspersonen gezeigt (Zähne zusammenbeißen oder Trost)? Ab welchem Moment und in welcher Form ist es in der eigenen Kultur angebracht, Schmerz zu zeigen? Kann es sich ein alter Mann, der Zeit seines Lebens „tapfer" sein musste, zugestehen, seine Schmerzen zu äußern?

▶ Persönlichkeit und persönliche Einstellung zu Schmerzen: Jeder Mensch hat im Laufe seines Lebens unterschiedliche Strategien im Umgang mit Schmerz entwickelt.

▶ Die Bedeutung der Schmerzen: Es hat einen entscheidenden Einfluss auf das Schmerzerleben, ob Betroffene den Schmerz mit dem Fortschreiten der Erkrankung in Zusammenhang bringen oder den Schmerz als Strafe (Folge von Fehlverhalten) erleben bzw. Schuldgefühle haben. Es ist so zu verstehen, dass Schuldgefühle das Schmerzempfinden verstärken können (z. B.: Ein alkoholisierter Autofahrer tötet Menschen durch einen Verkehrsunfall. Sein Schmerzempfinden kann durch seine damit verbundenen Schuldgefühle erhöht sein).

- ▶ Schwankungen abhängig von der Tageszeit, emotionales Befinden in verschiedenen Situationen, Wetter, Schwankungen des vegetativen Nervensystems.
- ▶ Angst und Schmerz: Angst verstärkt die Schmerzwahrnehmung.

Angstlindernd zu handeln bedeutet in pflegerischer Hinsicht vor allem, den PatientInnen Sicherheit zu geben. Es ist sehr wichtig, die Angst des Patienten bzw. der Patientin wahr- und ernst zu nehmen sowie verlässlich und für die PatientInnen nachvollziehbar zu handeln. Einfache Dinge, wie die versprochene Wärmflasche oder andere Maßnahmen, müssen verlässlich gemacht werden. Die PatientInnen müssen darauf vertrauen können, dass Pflegepersonen da sind, wenn sie sie brauchen, und dass ihre Ängste auf ein offenes Ohr treffen und verstanden werden.

Anregung

> *Können Sie sich noch erinnern, wie Sie sich als Kind/Jugendliche(r) bei Schmerzzuständen verhalten haben? Welche Verhaltensweisen wurden von Ihnen erwartet? Wie haben Ihre Bezugspersonen auf Ihre Schmerzäußerungen reagiert?*

7.1.5 Schmerzdimensionen

Schmerz ist immer ein multidimensionales Geschehen.

Das bedeutet, dass das Phänomen Schmerz für den Menschen *immer* auf mehreren Ebenen (siehe unten) erfahren wird.

In der Pflege ist dieser Blickwinkel durchaus üblich, da Pflegemodelle den Menschen als physisches, psychisches, soziales und spirituelles Wesen begreifen, das diese vier Bereiche in sich vereint, wobei die Bereiche voneinander wechselseitig beeinflusst werden. Der Mensch in seinem Schmerz wird in dieser Gesamtheit erfasst und nicht auf einen Bereich (wie z. B. nur auf den körperlichen) reduziert. Im Folgenden werden die vier Dimensionen oder Ebenen zur Erklärung schematisch getrennt:

Körperliche Dimension

Auf dieser Ebene wird das Schmerzgeschehen über den Körper wahrgenommen.

Psychische Dimension

Der Schmerz wird ausgelöst und verstärkt u. a. durch Ungewissheit, Ängste, Schuldgefühle, Trennungssituationen und erlebte Enttäuschungen.

Soziale Dimension

Schmerz kann ausgelöst werden z. B. durch Angst vor Einsamkeit oder durch veränderte soziale Rollen innerhalb der Familienstruktur.

Beispiel:

Ein Patient, der bislang die Rolle des starken, beschützenden Vaters eingenommen hat, verändert sich durch seine tödliche Krankheit in seiner Rolle und wird zum hilfsbedürftigen, in manchen Bereichen abhängigen Menschen. Die Tochter ist nun in der Situation, sich schützend gegenüber dem Vater zu verhalten. Oft ist den Betroffenen nicht bewusst, dass dieser Mechanismus auch schmerzhaft für sie sein kann, da er nicht so einfach erkennbar ist.

Spirituelle Dimension

Der Mensch wird als eine Einheit von Körper, Seele und Geist verstanden. Bei religiösen und spirituellen Fragen geht es um Fragen hinsichtlich der Sinnhaftigkeit des eigenen Lebens oder um die eigene Lebensbilanz. Es geht auch um Zukunftsängste und um die Frage, was nach dem Tod kommt.

Diese Fragen können die schwerkranken Menschen intensiv beschäftigen und sehr belasten. Das kann sich auch schmerzverstärkend auswirken.

> **Schmerz ist ein individuelles Geschehen. Die Auswirkung des Schmerzes eines Menschen kann man nur verstehen und erfassen, wenn er im Zusammenhang mit seiner gesamten Lebenssituation und seiner Persönlichkeit gesehen wird. Dies ist für die Schmerztherapie und die Begleitung eines Menschen mit chronischen Schmerzen von größter Bedeutung.**

Total pain

Cicely Saunders hat diesen Begriff geprägt und meinte damit die Gesamtheit des Schmerzes und Leidens, die Menschen erfahren können, auf allen Ebenen. Jenseits von körperlichem Schmerz kann tiefes Leid durch schmerzliche Verluste, Einsamkeit, Hoffnungslosigkeit und Ängste auftreten.

Total pain ist eine Erfahrung von unendlichem, sinnlosem Leiden, das Isolation und tiefste Verzweiflung zur Folge hat (C. Saunders, 1969). Dieser umfassende (totale) Schmerz lässt sich nicht durch die Gabe von Analgetika beeinflussen.

7.1.6 Die individuelle Schmerzeinschätzung

> ⊙ **Nur der oder die Betroffene selbst kann beurteilen, wie stark sich die Schmerzen anfühlen.**

Dies ist der wichtigste Grundsatz in der Schmerztherapie. Wenn wir nicht in der Lage sind, diese Einschätzung für gültig zu erklären und nicht alle weiteren Interventionen danach ausrichten, wird nicht nur die Schmerzbehandlung fehlschlagen, sondern es wird auch eine wichtige pflegeethische Grundhaltung, die Loyalität den PatientInnen gegenüber, verletzt.

Wenn verschiedene Personen den Schmerz eines Patienten oder einer Patientin einschätzen sollen, kommen sie zu unterschiedlichen Ergebnissen, nicht zuletzt durch ihren eigenen Umgang und ihre persönlichen Erfahrungen mit Schmerz. Das eigene Verhalten zum Maßstab zu erheben, wäre hier ein großer Fehler. Neigt man beispielsweise selbst dazu, die Zähne zusammenzubeißen, kann man Gefahr laufen, dieses Verhalten auch von den PatientInnen zu erwarten, und jemanden, der über Schmerzen klagt, innerlich zu verurteilen.

Anregung

> *Schreiben Sie bitte kurz auf, welches Verhalten Sie von Ihrem Umfeld benötigen, wenn Sie selber Schmerzen haben.*
> *Lassen Sie dieselbe Übung von drei anderen Personen durchführen: Benötigen sie das gleiche oder gibt es Unterschiede? Sie werden in der Praxis feststellen, dass Menschen mit Schmerzzuständen völlig unterschiedliche Erwartungen an ihr Umfeld hegen.*

7.1.7 Das Schmerzassessment

Assessment = die Sammlung und Interpretation von Informationen zur Bewertung der aktuellen Situation

Beim Schmerzassessment geht es um die momentane Einschätzung der Schmerzsituation eines Patienten bzw. einer Patientin. Dieser Aufgabenbereich obliegt dem ärztlichen wie auch dem pflegerischen Personal, da beiden diese Einschätzung als Grundlage für die weitere Maßnahmenplanung dient. Es ist wichtig, dass beide Berufsgruppen in diesem Bereich gut zusammenarbeiten und sich dieser Aufgabenüberschneidung bewusst sind. Es wäre unnötig, die PatientInnen noch zusätzlich damit belasten zu müssen, dass sie zweimal die selben Fragen gestellt bekommen. Hilfreich ist in diesem Fall ein gemeinsamer Anamnese-Fragebogen für Medizin und Pflege oder aber eine gegenseitige gute Absprache über die bereits erhobenen Fragen.

Schmerzlokalisation

Der Patient bzw. die Patientin kann seine/ihre Schmerzen auf einer

Zeichnung des Körpers markieren oder direkt auf den Schmerzbereich zeigen. Eine rein verbale Beschreibung kann mitunter verwirrend und zu ungenau sein.

Intensität

Die Schmerzstärke wird mittels Skalen erfasst. Dabei markiert der Patient bzw. die Patientin auf einer horizontalen oder vertikalen Linie einen Punkt, der dem momentanen Schmerzzustand entspricht.

Es können verschiedene Typen von Schmerzskalen eingesetzt werden:

Numerische Ratingskalen (NRS): Die Betreffenden geben ihr Schmerzempfinden auf einer Skala von 0–10 an:

0 1 2 3 4 5 6 7 8 9 10

kein Schmerz — stärkster vorstellbarer Schmerz

> **Rating**, von engl. to rate = einschätzen. Rating ist ein Verfahren zur Einschätzung von Personen oder Situationen mithilfe von Skalen.

Beachte: Manchen Menschen fällt es grundsätzlich schwer, ihre empfundenen Schmerzen in Zahlen auszudrücken und auf eine Zahlenskala zu übertragen.

Verbale Ratingskalen (VRS): Es wird häufig eine 4-teilige Skala verwendet, weil schwerkranke Menschen mit einer 10-teiligen Skala oft überfordert sind.

| kein Schmerz |
| gut erträglich |
| gerade noch erträglich |
| unerträglich |

Visuelle Analogskalen (VAS): Auf einer ca. 10 cm langen Linie wird das momentane Schmerzempfinden markiert:

kein Schmerz — stärkster vorstellbarer Schmerz

> **analog**, von griech. analogos = verhältnismäßig, übereinstimmend, einem anderen, Vergleichbaren entsprechend oder gleichartig

Smiley-Skalen: Ab ca. 4 Jahren können Smiley-Skalen für Kinder eingesetzt werden

0   3   5   7   9

Schmerzschieber: Es werden auch häufig so genannte „Schmerzschieber" eingesetzt, auf denen der oder die Betreffende mittels eines Schiebers die aktuelle Schmerzsituation angeben kann.

In jedem Fall ist zu bedenken, dass ein einmal von einem Patienten oder einer Patientin gewähltes Instrument zur Schmerzerfassung immer angewendet werden muss, um den tatsächlichen Schmerzverlauf optimal dokumentieren zu können.

> Es ist wichtig, gemeinsam mit dem Patienten bzw. der Patientin das für ihn/sie passende Messinstrument zu wählen und immer dasselbe Messinstrument zu verwenden.

Schmerzqualität

Auf welche Art und Weise wird der Schmerz empfunden? Es stehen den PatientInnen dazu eine Reihe von Eigenschaftswörtern zur Verfügung: z. B. klopfend, schießend, stechend, spitz, krampfartig, nagend, brennend, dumpf, stark, schwach, heftig, erschöpfend, unerträglich, ängstigend, strapaziös. Daraus kann man einen Rückschluss ziehen, um welche Art von Schmerz es sich handelt (→ Unterscheidung noziziptiver/neuropathischer Schmerz, S. 119 f.).

Zeitliche Aspekte: Damit soll die Zeitdauer des Schmerzes erfasst werden. Bleibt die Schmerzintensität immer gleich wahrnehmbar oder verändert sie sich? Dazu ist es auch notwendig zu erheben, welche Auswirkungen Aktivitäten, Maßnahmen und Ereignisse auf das Schmerzgeschehen haben und hatten.

Art des Ausdrucks: Die Schmerzäußerung der PatientInnen kann sowohl verbal als auch durch nonverbales Verhalten (v. a. Gesichtsausdruck, Schonhaltungen etc.) erfolgen.

Aber:

1. Manche Menschen können Schmerzen nur schwer zugeben. Es kann auch beispielsweise ein aggressives Verhalten ein Ausdruck von Schmerz sein.

2. Bei einigen PatientInnen ist man lediglich auf das nonverbale Verhalten angewiesen. Hinweise für die Einschätzung der aktuellen Schmerzsituation sind:

- Gesichtsausdruck (Blick und Mimik)
- Abwehrreaktionen bei Pflegehandlungen
- Unruhe
- starre Körperhaltung (aufgrund einer Schonhaltung)
- verbale Äußerungen wie z. B. stöhnen, schreien

Es hat sich gezeigt, dass gerade Angehörige die nonverbalen Signale gut interpretieren können.

> Für Pflegepersonen bedeutet dies, die PatientInnen genau auf das nonverbale Verhalten zu beobachten und sich Informationen von Angehörigen darüber einzuholen sowie diese Beobachtungen zu dokumentieren.

Schmerzlindernde und schmerzverstärkende Faktoren: Oft wurden zu Hause schmerzlindernde Maßnahmen (z. B. warme Wickel, spezielle Lagerungen, Entspannungsübungen etc.) durchgeführt. Es ist wichtig, solche Maßnahmen als Ressource zu erkennen und in die Planung zu integrieren. Schmerzverstärkende Faktoren sollen nach Möglichkeit vermieden werden.

Auswirkungen des Schmerzes: Dabei soll erfasst werden, auf welche Lebensbereiche (z. B. Schlaf, Appetit, körperliche Aktivitäten, soziale Kontakte etc.) die Schmerzen Einfluss nehmen, um einen Überblick über die gesamte Situation des Patienten bzw. der Patientin zu erhalten. Es können dabei auch sehr intime Bereiche (Auswirkungen auf das Sexualleben) zur Sprache kommen.

Schmerzverlaufsprotokoll/Schmerztagebuch

Dieses ist ein wichtiges Hilfsmittel, um einen Überblick über die Schmerzstärke und die Häufigkeit der auftretenden Schmerzen zu gewinnen. Ziel ist es, die Wirkung von gesetzten Maßnahmen zu überprüfen und schmerzverstärkende Faktoren sowie Abhängigkeiten in den einzelnen Lebensbereichen zu ergründen.

Beispiele aus dem Hospiz Innsbruck:

Bei einer Patientin, die an einem metastasierenden Ovarialkarzinom leidet, zeigt das Schmerztagebuch, dass jeden Abend gegen 19:00 Uhr Schmerzspitzen auftreten. In der Schmerztherapie kann das berücksichtigt werden, durch eine vorbeugende Gabe von Schmerzmedikamenten werden diese Schmerzen abgefangen, bevor sie entstehen.

> 📖 **Ovarialkarzinom = Eierstockkrebs**

__Ein Mann leidet in deutlicher Regelmäßigkeit am Morgen nach dem Aufstehen vermehrt unter Schmerzen. Er bekommt die erste Dosis seiner Analgetika eine Stunde vor dem Aufstehen und kann damit seine morgendlichen Schmerzen unter Kontrolle bringen.

In einem Schmerztagebuch können verschiedene Parameter wie:
- ▶ Uhrzeit und Dauer
- ▶ Schmerzausmaß
- ▶ Schmerzqualität
- ▶ Auswirkungen der Schmerzen
- ▶ Auftreten von anderen Beschwerden (Verstopfung, Schlafstörungen)
- ▶ Schmerzlindernde Maßnahmen

erfasst werden. Je nach Situation sind die PatientInnen selbst in der Lage das Blatt zu führen, andernfalls bedarf es der Unterstützung durch das Pflegepersonal.

Häufig ändern sich Schmerzen immer wieder. Deshalb sind Verlaufskontrollen in der Palliativmedizin unbedingt erforderlich. Stabile, gleich bleibende Schmerzen sind eher selten, und auch dann lohnt es sich, zumindest einmal am Tag eine Schmerzmessung zu machen. Das kann ja ganz kurz, durch eine kleine Notiz auf dem Kalender bzw. in der Patientendokumentation, erfolgen.

7.1.8 Schmerz und Lebensqualität

Der chronische Schmerz kann erhebliche Auswirkungen auf die Lebensqualität und das Wohlbefinden eines Menschen haben. McCaffery sagt, dass der chronische Schmerz die am stärksten mit Angst besetzte menschliche Erfahrung ist. PatientInnen berichten häufig, dass die Angst vor unerträglichen Schmerzen für sie größer sei als die Angst zu sterben.

Starke Schmerzen können so intensiv wahrgenommen werden, dass die Person von dieser Empfindung vollkommen beherrscht und überwältigt wird. Das Fühlen, Denken und Handeln reduziert sich allein auf den Schmerz. Im schlimmsten Fall kann Schmerz die Lebensqualität in dem Maße beeinträchtigen, dass sich die Situation bis hin zum Todesverlangen entwickeln kann.

Um auf die Lebensqualität positiven Einfluss nehmen zu können ist es wichtig, schmerzkranken PatientInnen größtmögliche Selbstständigkeit und Unabhängigkeit zu ermöglichen.

Jede Maßnahme, die die PatientInnen dazu ermächtigt, selbst aktiv zur Schmerztherapie beizutragen, ist unbedingt zu begrüßen und zu fördern. Die PatientInnen selbst sind die wahren ExpertInnen für ihren Schmerz.

Zusammenarbeit mit den Bezugspersonen

Die Zusammenarbeit mit den betroffenen PatientInnen und ihren Bezugspersonen ist von größter Bedeutung. Je besser ein Patient oder eine Patientin und seine/ihre Angehörigen hinsichtlich des Schmerzgeschehens und geeigneter Maßnahmen aufgeklärt sind, desto eher lassen sich Unsicherheiten oder Überforderungen abbauen. Der Schmerz verliert dann für die Betroffenen das Unheimliche und Bedrohliche. Zusätzlich lässt sich in dieser Zusammenarbeit die Compliance steigern, was sich ebenso positiv auf die Schmerzbehandlung auswirkt.

> **Compliance** = die Bereitschaft von PatientInnen, bei der Therapie mitzuarbeiten

Es gehört zu den Aufgaben der Pflege, im Rahmen der interdisziplinären/interprofessionellen Zusammenarbeit die PatientInnen (und auf Wunsch auch die Angehörigen) über Fragen in der Schmerzbehandlung zu informieren.

Es gilt, gemeinsam mit den PatientInnen und ihren Bezugspersonen erreichbare Ziele in der Schmerztherapie zu definieren, geeignete und realistische Maßnahmen zu planen und umzusetzen.

Besonderheit Placebo

Placebo bedeutet wörtlich übersetzt: „Ich werde angenehm sein." Es handelt sich um ein Scheinpräparat, das einem echten Präparat im Aussehen gleicht, aber keine medizinisch wirksamen Substanzen enthält. Vorwiegend finden Placebos bei der Erprobung von Medikamenten zu Kontrollzwecken Anwendung (vgl. Frowein 1999).

Placebos zur Schmerzbehandlung einzusetzen wird heftig kritisiert: Eine Schmerzlinderung nach Gabe eines Placebos bedeutet in keiner Weise, dass der oder die Betreffende keine Schmerzen gehabt hat.

Die Verabreichung von Placebos bringt Pflegepersonen in einen moralischen Konflikt, da sie grundlegende Werte und Prinzipien, u. a. die Wahrhaftigkeit und Loyalität gegenüber den PatientInnen, verletzen müssen. Sobald der Patient bzw. die Patientin im Glauben ist, von der Pflegeperson ein Schmerzmedikament zu erhalten (auch wenn sie es nicht ausdrücklich betont), ist sie dieser Gewissensfrage ausgesetzt.

> **Die Verabreichung von Placebos in der Schmerztherapie ist absolut abzulehnen!**

Das Vertrauen der PatientInnen zur Pflegeperson, zu ÄrztInnen und in die Institution insgesamt kann damit nachhaltig geschädigt werden.

Pflegende, die SchmerzpatientInnen Placebos verabreichen, signalisieren damit, dass sie deren Leiden nicht ernst nehmen. Selbst wenn das Placebo Erfolg haben sollte, kann das verheerende Folgen haben: Der Patient bzw. die Patientin wird dieses Medikament weiterhin nehmen wollen, und es ist leicht vorstellbar, dass der Betrug früher oder später erkannt wird.

7.2 Schmerztherapie ohne Medikamente

In den meisten Fällen kann die Schmerzursache nicht oder nicht schnell genug beseitigt werden. In diesem Fall setzt sich die Schmerztherapie aus folgenden Bereichen zusammen:

- ▶ physikalische Therapie (Wärme- und Kälteanwendungen, Lagerungen)
- ▶ psychologische Verfahren (z. B. Entspannungstechniken)
- ▶ alternative Möglichkeiten (→ Kap. 7.4, Komplementäre Unterstützungsangebote)
- ▶ medikamentöse Therapie

> **alternativ**, von lat. alternus = „abwechselnd". Im Gegensatz zum Herkömmlichen stehend

7.2.1 Physikalische Therapie

Wärme- und Kälteanwendungen werden zur Schmerzlinderung schon seit Jahrhunderten genutzt und können auch in der palliativen Pflege einen wichtigen Beitrag zur Schmerzlinderung leisten.

Der Patient bzw. die Patientin erfährt mit solchen Anwendungen viel Fürsorge, Zuwendung und Berührung durch die Pflegeperson und fühlt sich in seiner/ihrer Situation ernst genommen. Das kann die Entspannung und das Wohlbefinden der Betroffenen zusätzlich positiv beeinflussen.

Wärmeanwendungen

Man unterscheidet zwischen **trockener** und **feuchter** Wärme. Wasser ist ein guter Wärmeleiter, weshalb die Effekte von feuchter Wärme und Kälte (z. B. Wickel, Kompressen) größer sind als jene von trockener Wärme- und Kältezufuhr (z. B. Wärmflasche, Kirschkernsäckchen).

Wirkung von Wärme
- ▶ krampflösend und entspannend
- ▶ vermehrte Durchblutung der Haut sowie erhöhter Gewebestoffwechsel
- ▶ verringert die Peristaltik und vermindert die Magensäure

> **Peristalik =** Bewegungen der Magen- und Darmmuskulatur

Kontraindikationen: Wärme soll nicht eingesetzt werden u. a. bei
- ▶ Blutungen oder Schwellungen

- ▶ beeinträchtigtem Wahrnehmungsvermögen, Sensibilitätsstörungen; auch nicht bei bewusstlosen PatientInnen
- ▶ malignen Prozessen nahe der Hautoberfläche

> **malign** = bösartig. Maligne Tumoren sind bösartige Geschwulste.

Kälteanwendungen

Trockene Kälteanwendungen
- ▶ Coldpacks
- ▶ Selbst gemachte Kältepackungen: Verschließbare Plastiktüten/Gefrierbeutel gefüllt mit einem Drittel Alkohol und zwei Drittel Wasser oder gefüllt mit Schmierseife ins Gefrierfach geben. Es können auch gefrorene Erbsen oder Kirschkerne als Füllung verwendet werden.

Eisanwendungen werden häufig eingesetzt bei
- ▶ Kopfschmerzen
- ▶ chronischen Rückenschmerzen
- ▶ Juckreiz
- ▶ akuten, leichten Verletzungen, um Blutungen und Schwellungen zu vermeiden
- ▶ Punktionen (vor der Punktion Eis 15–20 Sekunden lang auf die Haut reiben)
- ▶ Herpesläsionen

Eisanwendungen sollen nicht länger als zehn Minuten dauern, da es sonst zu Gewebeverletzungen kommen kann. Die Anwendung ist abzusetzen, wenn es zu einem Taubheitsgefühl, Blässe, einer Erweiterung der Gefäße oder zum Frösteln kommt. Man kann auch versuchen, Eis nicht nur an der schmerzenden Stelle, sondern auch an anderen Stellen aufzulegen.

Eisanwendungen sind möglich in Form von
- ▶ Eiswürfeln: direkt auf die Haut legen
- ▶ in Eis getauchten Frotteetüchern (gut auswringen)

Wirkung von Kälte
- ▶ Bei kurzer Kälteanwendung wird der Muskeltonus erhöht.
- ▶ Durch die Kühlung der Nervenrezeptoren und -fasern wird die Hautempfindlichkeit herabgesetzt und der Gewebestoffwechsel vermindert.
- ▶ Kälte erhöht die Peristaltik.

Kontraindikationen: Kälte soll nicht angewendet werden u. a. bei
- ▶ Magen-Darm-Krämpfen: Kälte verstärkt die Peristaltik.
- ▶ Kälteallergie: Es bilden sich Quaddeln, es kommt zu Juckreiz, Schwel-

lung der Augenlider und in seltenen Fällen bis hin zu einem Kälteschock.

▶ Magengeschwüren: Kälte am Bauch kann die Magensäure erhöhen.

Was ist besser: Wärme oder Kälte?

Die Effekte der Kühlung sind von längerer Dauer als jene der Erwärmung, da die Gefäße nach der Kälteanwendung verengt bleiben und die Erwärmung des entsprechenden Gewebes verzögert wird. Die Wirkung von Wärme und Kälte bleibt nicht nur lokal begrenzt, sondern es kann auch zu entfernten Wirkungen kommen. Wärme und Kälte können auch bei gleichen Beschwerden erfolgreich angewandt werden (vgl. McCaffery S. 207).

Ob nun im Einzelfall Kälte oder Wärme angewendet werden soll, ist nicht immer eindeutig. In jedem Fall müssen Kontraindikationen bedacht werden und im Bedarfsfall kann es notwendig sein, mit einem Arzt oder einer Ärztin über die Art der Anwendung Rücksprache zu halten. Spricht nichts gegen eine Kälte- und Wärmeanwendung, sollen die PatientInnen selbst über die Anwendungsform entscheiden, da sie selbst am besten wissen, was ihnen Wohlbefinden schafft. Unterstützend kann durch kurzes Auflegen von Wärme und Kälte ausprobiert werden, was dem Patienten bzw. der Patientin angenehmer erscheint.

Wärme und Kälte können auch abwechselnd in individuell gesetzten Intervallen verwendet werden.

Lagerungen

Es ist von besonderer Wichtigkeit, bei PatientInnen mit chronischen Schmerzen geeignete Lagerungen auszuwählen, da diese ebenso zur Schmerzlinderung beitragen können. Die Wahl richtet sich nach dem jeweiligen Schmerzgeschehen und dem subjektiven Empfinden des oder der Betroffenen (z. B. bauchdeckenentspannende, atmungsunterstützende Lagerung). Allein die Unbeweglichkeit der bettlägerigen PatientInnen kann Schmerzen in der Muskulatur verursachen.

Transkutane elektrische Nervenstimulation (TENS)

Mittels an der Haut angebrachter Elektroden werden elektrische Reize ausgelöst. Das aktiviert körpereigene, schmerzunterdrückende Systeme des Zentralnervensystems, die die Weiterleitung der Schmerzimpulse hemmen. Botenstoffe wie Endorphine, Dopamin, Noradrenalin und Serotonin werden verstärkt freigesetzt, sie unterdrücken die Schmerzen und bewirken eine Verbesserung der Durchblutung sowie eine Muskelentspannung.

Biofeedbackverfahren

Diese Methode kann Körpervorgänge bewusst machen. Mittels spezieller Sensoren werden Pulsfrequenz, Atmung, Durchblutung und Handtemperatur des Patienten bzw. der Patientin gemessen und über ein PC-Programm am Bildschirm dargestellt. Dadurch ist es möglich, die Körperfunktionen besser zu beeinflussen.

7.2.2 Entspannungstechniken

Die folgenden Entspannungstechniken sind auch zur Linderung von anderen Symptomen gut einsetzbar.

Entspannung

Die Entspannung der Skelettmuskulatur bewirkt einen Zustand von relativer Angstfreiheit. Sie wirkt z. B. der sich aufschaukelnden Spirale Schmerz – Angst – Muskelanspannung – Schmerz entgegen. Es sind inzwischen eine Reihe von Entspannungsübungen (auch unter Einsatz von Musik, z. B. durch Klangmeditationen) für Menschen mit chronischen Schmerzen entwickelt worden, die es überlegt einzusetzen gilt und die unterstützend in der Schmerztherapie angeboten werden können.

Es ist wichtig, sich über die jeweilige Entspannungsübung genau zu informieren und auf grundsätzliche Dinge zu achten:

- Eine Entspannungsübung darf dem Patienten bzw. der Patientin nicht „aufgezwungen" werden.
- Der Patient bzw. die Patientin muss einen passenden Zeitpunkt wählen können.
- Die Pflegeperson muss selbst bei der Übung einen ruhigen Eindruck vermitteln können (Sprechtempo, Sprachmelodie etc.).
- Dem Patienten bzw. der Patientin soll nicht das Gefühl vermittelt werden, dass die Schmerzen nach dieser Übung aufhören müssen oder dass die Übung anstatt eines Schmerzmedikamentes angeboten wird.

Möglichkeiten für Entspannungsübungen sind:

- CDs mit Entspannungsmusik
- Atemtherapie (durch bewusstes Atmen werden innere Harmonie und Spannungszustände wahrgenommen)
- Autogenes Training nach Schulz (Training zur Selbstentspannung)
- Progressive Muskelrelaxion nach Jacobson (Tiefenmuskelentspannung, Muskelgruppen werden dabei maximal angespannt und anschließend wieder vollständig entspannt)

▶ Meditationen nach speziellen Techniken (häufig aus dem asiatischen Raum)

> **Imagination** = Fantasie, Einbildungskraft, bildhaft anschauliches Denken

Imagination

Bei dieser Technik wird versucht, sich über innere Bilder eine Schmerzlinderung vorzustellen, die tatsächlich zu einer verminderten bzw. veränderten Schmerzwahrnehmung führt. Man geht davon aus, dass Menschen in der Lage sind, in ihrer Vorstellung solche Bilder zu entwickeln.

Zu beachten ist dabei: Diese Technik kann bei Menschen mit psychiatrischen Erkrankungen auch Gefahren in sich bergen. Die Durchführung dieser Technik kann deshalb nur mit geeigneter Ausbildung erfolgen (z. B. Psychotherapie, Hypnose-Grundkurs).

Gezielte Maßnahmen zur Ablenkung

Ablenkung erzielt eine schmerzlindernde Wirkung, weil sich die Konzentration für eine gewisse Zeit vom Schmerz weg hin zu anderen Reizen (hören, sehen, fühlen etc.) richtet.

Viele PatientInnen mit chronischen Schmerzzuständen haben bereits selbst mit diversen Ablenkungsstrategien Erfahrung gesammelt (z. B. fernsehen, Musik hören, lesen etc.). Auch Besuche können die Konzentration vorübergehend vom Schmerz weglenken.

Ablenkung kann als gezielte Maßnahme von den Pflegepersonen angeboten werden. Es ist wichtig, die PatientInnen über das Ziel, nämlich die Schmerzsituation etwas erträglicher zu machen, und die Vorgehensweise zu informieren sowie ihr Einverständnis dazu einzuholen. Die Art der Ablenkung muss auf den jeweiligen Menschen abgestimmt werden. Der richtige Zeitpunkt für Ablenkung ist vor dem Einsetzen starker Schmerzen.

Mögliche Ablenkungsmaßnahmen sind z. B.:

▶ Gespräche führen über ein Interessensgebiet des Patienten oder der Patientin und das Gespräch dabei auf die gelungenen Aspekte seines/ihres Lebens lenken: „Woran erinnern Sie sich gern?" „Was macht Ihnen Freude?"

▶ Gemeinsames leises Singen von Liedern oder Sprechen von Liedertexten/Gedichten.

Weitere Maßnahmen zur Schmerzkontrolle finden sich im → Kap. 7.4, Komplementäre Unterstützungsangebote.

7.2.3 Hauptaufgaben von Pflegepersonen in der Schmerztherapie

▶ Aufbau einer vertrauensvollen Pflegebeziehung zum Patienten bzw. zur Patientin und zu seinen/ihren Bezugspersonen (nur so können weitere Schritte Früchte tragen).

▶ Information des Patienten bzw. der Patientin: Den Betreffenden müssen die Maßnahmen ausreichend erklärt werden.

▶ Den Pflegeplan erstellen: Dazu steht an der Basis eine genaue Anamnese der Situation des Patienten bzw. der Patientin. Es sei an dieser Stelle nochmals betont, dass das Ziel und die geeigneten Maßnahmen unbedingt zusammen mit den PatientInnen (und oft auch ihren Bezugspersonen) festgelegt werden sollen, um effizient zu sein.

▶ Die Wahl des idealen Zeitpunktes einer Anwendung: Zusammen mit dem Patienten oder der Patientin soll ein guter Zeitpunkt für die Maßnahme gewählt werden, um auch die nachfolgende Ruhezeit einhalten zu können. Zu beachten sind Besuchszeiten, Zeitpunkt anderer notwendiger Maßnahmen (Untersuchungen, Verbandwechsel, WC-Gang etc.).

▶ Das Wissen und korrekte Anwenden von pflegerischen, schmerzlindernden Maßnahmen (z. B. Lagerungen, Wickel und andere nicht-pharmakologische Maßnahmen).

▶ Regelmäßige Auswertung der Wirkung von schmerzlindernden Maßnahmen und Vorschläge zur Schmerztherapie im interprofessionellen Team.

▶ Genaue PatientInnenbeobachtung auf Unverträglichkeiten während einer Anwendung oder medikamentösen Therapie sowie Kenntnisse über Wirkung, Nebenwirkungen und Verabreichungsarten von Schmerzmedikamenten (→ medikamentöse Schmerztherapie).

7.3 Die medikamentöse Schmerztherapie

Grundsätze

Wahl der geeigneten Substanzen sowie der Applikationsart. Wenn möglich, ist eine **orale** Schmerzmittelgabe anzustreben.

▶ Die PatientInnen müssen über ihre Schmerztherapie genauestens **aufgeklärt** und als PartnerInnen gesehen werden, damit sie selbst ihre individuelle Therapie mitgestalten und darüber bestimmen können. Es geht um die Schmerzen der betreffenden Personen und nicht um die der ÄrztInnen oder der Pflegepersonen.

▶ Die Medikation muss **regelmäßig** und unter Einhaltung eines **fixen**

> 📖 **Applikation** = Verabreichung. Bei der oralen Applikation werden die Medikamente durch den Mund gegeben.

Das Symptom Schmerz | Die medikamentöse Schmerztherapie

📖 **Durchbruchschmerzen** = plötzlich und meistens nicht vorhersehbar auftretende, sehr heftige Schmerzen, v. a. bei TumorpatientInnen. Durchbruchschmerzen können auch bei sonst effektiver Schmerztherapie auftreten. Es sind besondere Schmerzspitzen in einem ansonsten gut kontrollierten Schmerzgeschehen.

📖 **Begleitmedikation** = Medikamente, die gegeben werden, um entweder die Wirkung eines Medikamentes zu verstärken und/oder um Nebenwirkungen zu vermeiden oder zu lindern

Zeitschemas eingenommen werden, damit es zu einem gleichmäßigen Wirkstoffspiegel und zur Vermeidung von Schmerzspitzen kommt. Die PatientInnen müssen also das nächste Medikament einnehmen, bevor Schmerz spürbar wird.

▶ Die Dosierung muss **individuell** sein und kontinuierlich angepasst werden. Die Verordnung einer Reservedosis an Schmerzmedikamenten ist angezeigt, wenn z. B. akute Durchbruchschmerzen zu befürchten sind. Vor allem für den extramuralen Bereich ist diese Vorsorgemaßnahme unerlässlich, um nicht in elende Situationen zu geraten.

▶ Um Nebenwirkungen vorbeugen zu können, bedarf es einer entsprechenden **Begleitmedikation**.

7.3.1 Das Stufenschema der WHO zur Schmerzbehandlung

Das WHO-Stufenschema zur medikamentösen Schmerztherapie ist international anerkannt. Es besteht aus drei Stufen:

Stufe 3
Starke Opioide
Substanzen: z.B.
Morphin, Fentanyl,
Hydromorphon oral

Stufe 2
Schwache Opioide
Substanzen: z.B.
Tramadol, Codein,
Dihydrocodein

Stufe 1
Nicht-Opioid-Analgetika
Substanzen: z. B. Metamizol,
Diclofenac, Naproxen,
Ibuprofen, Paracetamol,
Acetylsalicylsäure

+ Co-Analgetika

Stufe 1

Bei geringen Schmerzen wird mit Medikamenten aus der Stufe 1 begonnen. Diese Substanzen haben eine analgetische (schmerzstillende), antipyretische (fiebersenkende), antiinflammatorische (entzündungshemmende) und/oder spasmolytische (krampflösende) Wirkung. Ist die schmerzstillende Wirkung nicht ausreichend, können diese Substanzen auch zusätzlich mit einem Medikament aus der Stufe 2 verabreicht werden.

Stufe 2

In der Stufe zwei wird ein Basismedikament + ein schwaches Opioid verabreicht.

Diese schwachen Opioide kommen bei mittelgradigen bis starken Dauerschmerzen und bei nicht ausreichend schmerzstillender Wirkung von Analgetika der Stufe 1 zur Anwendung.

Stufe 3

Hier wird ein Basismedikament + ein starkes Opioid gegeben. Bleibt Stufe 2 erfolglos, wird ein Medikament aus der Stufe 3 notwendig, das zusätzlich mit einem Nicht-Opioid-Analgetikum der Stufe 1 kombiniert wird.

Co-Analgetika

In allen Stufen werden häufig Co-Analgetika eingesetzt. Die Schmerzen können damit besser und mit weniger Nebenwirkungen kontrolliert werden.

Je nach Art des Schmerzes findet hier eine breite Palette an Substanzen Anwendung (z. B. Antidepressiva, Anxiolytika, Benzodiazepine, Neuroleptika etc.). Es ist unerlässlich, sich genau über Wirkung, Nebenwirkungen, Verabreichungsart sowie wichtige Hinweise zur sicheren Anwendung dieser Präparate zu informieren. Es liegt in der Eigenverantwortung des diplomierten Pflegepersonals, sich dieses Wissen anzueignen und verantwortungsbewusst zu handeln.

> **Opium** = Wirkstoff Morphin, eine natürliche Substanz des Schlafmohns.
> **Opioide** = alle Substanzen mit morphinähnlicher Wirkung. Sie werden synthetisch hergestellt.

> Die Tumorschmerztherapie besteht meistens aus einer Kombination von mehreren Medikamenten.

7.3.2 Opioide

Opioide wirken über spezifische Rezeptoren im Rückenmark/Gehirn und peripher im Körper.

Applikationsarten von Opioiden

- **sublingual oder transmukosal** (über die Schleimhaut der Mundhöhle) z. B. bei Durchgangshindernissen der Speiseröhre und Schluckstörungen oder als rasch wirksame Bedarfsmedikation bei Durchbruchschmerzen.
- **rektal** z. B. wenn vorübergehend keine eine orale Einnahme möglich ist (Vorsicht: die Retardwirkung ist herabgesetzt).

> **Retardwirkung**, von lat. retardare = verzögern, Medikamente mit länger dauernder Wirkung

Palliativpflege

- ▶ **über die PEG-Sonde** (ab 15 Charr) können Morphine mit der Sondennahrung verabreicht werden.

> **subkutan** = Injektion unter die Haut

- ▶ **subkutan**: als Einzelgabe, meist kommen hier aber Pumpsysteme mit einer konstanten Flussrate zum Einsatz, die Schmerzmittelgaben können vom Patienten bzw. der Patientin gesteuert werden, d.h. der Patient oder die Patientin kann sich ergänzend zur konstanten Schmerzmedikation zusätzliche Gaben setzen.

> **intravenös** = Injektion in die Vene

- ▶ **intravenös**
- ▶ **rückenmarksnahe Kathetertechniken**: Diese werden eingesetzt, wenn die anderen Verabreichungsformen nicht ausreichend wirken oder die Nebenwirkungen schwer behandelbar sind. Der große Nachteil besteht vor allem in der erhöhten Infektionsgefahr. Der Vorteil ist, dass bereits sehr geringe Mengen eines Medikamentes wirksam sind.

> **transdermal** = Verabreichung – etwa in Form von Pflastern – über die Haut

- ▶ **transdermal**: Diese Verabreichungsform ist hilfreich z. B. bei Schluckstörungen, wiederholtem Erbrechen oder bei einem Durchgangshindernis im Darm (Ileus). Der Magen-Darm-Trakt kann damit umgangen werden.
Die Wirksamkeit wird jedoch erst nach mehreren Stunden durch langsame Anflutung zur Gänze erreicht.
Geeignete Hautstellen dafür befinden sich am Körperstamm (Brustkorb und Rücken). Diese Zonen sind sehr gut durchblutet und er-

> **Resorption** = Aufnahme in den Organismus

möglichen eine optimale Resorption der Substanz.
Die betreffende Hautstelle soll vorher gereinigt sein und das Kürzen einer eventuell vorhandenen Körperbehaarung mit der Schere ist angezeigt. Das Pflaster darf nicht auf kranke Hautbezirke geklebt werden. Eine Überwärmung der Haut wie z. B. durch Sonnenbad, Wärmeflasche, Sauna oder heißes Bad ist zu vermeiden, da eine erwärmte Haut zu einer erhöhten Aufnahme des Wirkstoffes führt. Nach Entfernen des Pflasters soll auf das betreffende Hautareal sieben Tage lang kein neues Pflaster angebracht werden.

Die transdermale Verabreichungsart eignet sich nur bedingt zur Einstellung einer Schmerztherapie (d. h. zur Erhebung des tatsächlichen Medikamenten-Bedarfs).

> **intranasal** = Verabreichung – etwa in Form von Sprays, über die Nasenschleimhaut

- ▶ **intranasal**: Diese Verabreichungsform stellt möglicherweise eine Methode der Zukunft dar. Der Vorteil besteht in der leichten Anwendbarkeit und dem sehr schnellen Wirkungseintritt (z. B. bei Durchbruchschmerzen tritt die Wirkung innerhalb von fünf Minuten ein).

Nebenwirkungen

Häufig lösen bei medizinischen Laien allgemein verankerte Fehlmeinungen über Nebenwirkungen von Opioiden große Ängste aus, die zudem oft auch nicht angesprochen werden.

> PatientInnen und deren Angehörige benötigen eine gute und sachliche Information und Aufklärung bezüglich einer Opioidtherapie.

Die Nebenwirkungen von Opioiden sind gut bekannt und können in der Regel durch vorbeugende Maßnahmen verhindert werden. Organschäden werden durch die Gabe solcher Medikamente nicht hervorgerufen.

Atemdepression: Schmerz wirkt einer Atemdepression, die durch Opioide ausgelöst werden kann, physiologisch entgegen, weshalb diese Reaktion bei bestehendem Schmerz nicht zu erwarten ist. Bei schmerzfreien, gesunden Menschen jedoch würde eine Opioidgabe je nach Dosis zu einer Atemdepression führen können.

Der medikamentöse Antagonist von Opioiden ist Naloxon. Dieses Medikament muss in jedem Notfallkoffer vorhanden sein. Eine Gabe dieses Medikaments hebt natürlich auch die schmerzlindernde Wirkung der Opioide auf, wodurch es zu massiven Durchbruchschmerzen kommen kann.

📖 **Antagonist** = Gegenspieler

Psychische und physische Abhängigkeit: Solange Opioide aufgrund ihrer schmerzstillenden Wirkung eingenommen werden, besteht auch kein relevantes Risiko für eine psychische Abhängigkeit.

📖 **relevant** = bedeutsam, von Bedeutung, wichtig, wesentlich

Physisch kann eine Entzugssymptomatik entstehen, wenn das Medikament zu abrupt abgesetzt wird. Sie äußert sich in Symptomen wie Schwitzen, Zittern, Herzrasen, Durchfall, Unruhe, Muskelkrämpfen, Fieber, erweiterten Pupillen.

Toleranzentwicklung: Unter Toleranzentwicklung versteht man, dass die Dosis eines Medikamentes stetig erhöht werden muss, um die Wirkung zu erhalten. Eine Dosissteigerung von Opioiden ist meist auf eine Veränderung im Verlauf der Erkrankung zurückzuführen und nicht auf ein Nachlassen der Medikamentenwirkung. Es gibt auch keine allgemeine Höchstgrenze für Morphin. Die Dosierung ist bei jedem Menschen ganz individuell.

Beispiel aus dem Hospiz Innsbruck:

Das folgende Fallbeispiel einer 49-jährigen Patientin zeigt, welch große Auswirkungen die Angst vor einer Toleranzentwicklung für ihre Lebensqualität hatte.

Eine 49-jährige Frau leidet an einem Mammakarzinom mit Knochenmetastasen. Zunächst scheinen die Schmerzen der Frau gut unter Kontrolle zu sein, aber den Angehörigen fällt ein zunehmender Rückzug der Patientin auf. Sie mag nicht mehr spazieren gehen, hat kaum mehr Interesse an ihren geliebten Hunden. Sie verbringt die meiste Zeit im Bett und möchte auch keine Besuche mehr. Auf Fragen nach möglichen Schmerzen erklärt sie, keine Schmerzen zu haben. Ein Versuch mit einer Steigerung der bisherigen Opioiddosis verändert die Situation rasch: Die Patientin ist wieder aktiver, nimmt am Familienleben teil und beschäftigt sich nun wieder mit viel Freude mit ihren Haustieren. Im Nachhinein stellt sich heraus, dass sie die Schmerzmitteldosis so gering wie möglich halten wollte, weil sie fürchtete, dass die Schmerzmittel sonst möglicherweise durch Gewöhnung an Wirkung verlieren könnten.

Sedierung: Eine verstärkte Müdigkeit tritt häufig zu Beginn einer Opioidmedikation auf, nach ein bis zwei Wochen legt sich das wieder. Oft ist das erhöhte Schlafbedürfnis aber auch das Resultat von vorausgegangenen Schlafstörungen durch die Schmerzen.

Obstipation: Die Obstipation (Verstopfung) entsteht aufgrund der Bindung an Opioidrezeptoren im Darm, die die Kontraktion, das Zusammenziehen der Darmmuskulatur hemmen. Der Darminhalt verweilt längere Zeit im Darm, was den Stuhl aufgrund von Wasserentzug eindicken lässt. Während einer Opioidtherapie werden Laxanzien verabreicht. Die Aufgabe der Pflege ist es hier, auf regelmäßigen Stuhl zu achten und eine geeignete und regelmäßige Laxanzieneinnahme zu gewährleisten.

> **Laxanzien** = Abführmittel

In selteneren Fällen bewirken Opioide durch eine Erhöhung des Sphinktertonus auch eine Blasenentleerungsstörung.

Übelkeit und Erbrechen: Die PatientInnen leiden zu Beginn in ca. 20% der Fälle an dieser Nebenwirkung, weshalb häufig vorbeugend Antiemetika (für ca. zehn Tage) gegeben werden.

> **Opioide fallen unter das Suchtmittelgesetz, weshalb auf die gesetzlichen Bestimmungen im Umgang mit diesen Präparaten geachtet werden muss!**

7.3.3 Pflegerische Aufgaben in Zusammenhang mit der Schmerztherapie

Die Information, Anleitung und Unterstützung der PatientInnen und ihrer Angehörigen stellt einen wesentlichen Aufgabenbereich in der Schmerztherapie dar. Ziel ist, dass die PatientInnen ausreichend Wissen und Sicherheit erlangen, um selbst ihre Schmerztherapie überblicken zu können und „im Griff" zu haben.

Über die regelmäßige und korrekte Auswertung hinsichtlich der Wirkung der Schmerztherapie und durch die Weiterleitung von beobachteten Nebenwirkungen an das ärztliche Personal leisten Pflegepersonen einen wichtigen Beitrag für die optimale Zusammenstellung der Schmerzmedikation.

Aufgrund der Beobachtung der PatientInnen und ihrer Kenntnisse in der Schmerztherapie können Pflegepersonen wertvolle Vorschläge für Veränderungen in der Schmerztherapie einbringen (z. B. Änderung der Verabreichungsform oder Dosierung des Medikamentes).

> **Ein gelingendes Schmerzmanagement**
> ▶ erfordert eine enge interprofessionelle Zusammenarbeit
> ▶ und die Berücksichtigung physiologischer, psychologischer und sozialer Faktoren,
> ▶ sie soll nicht nur medikamentös sein und
> ▶ sie ermöglicht den PatientInnen ein hohes Maß an Selbstständigkeit.

7.4 Komplementäre Unterstützungsangebote

Es existiert eine Vielzahl an alternativen Möglichkeiten und ergänzenden Angeboten zur Symptomkontrolle. Im Folgenden einige Ansätze, die in der Praxis häufig eingesetzt werden. Diese Maßnahmen zielen insgesamt darauf ab, den Menschen in seiner Selbstheilungskraft zu unterstützen und sein Wohlbefinden zu fördern. Mit diesen komplementären Unterstützungsangeboten wird intensive menschliche Zuwendung, je nach Maßnahme auch zusätzlich verbunden mit Körperkontakt, transportiert.

Es gilt, sich im Team über die jeweiligen Anwendungen abzusprechen und zusammen mit den PatientInnen passende Möglichkeiten auszuwählen.

komplementär, von lat. complementum = Ergänzung, Nachtrag. Unter Komplementärmedizin sind Angebote zu verstehen, die die klassische Schulmedizin ergänzen können.

Voraussetzungen für die Anwendung

Neben allen Maßnahmen, die zur sicheren Anwendung beitragen, sollen an dieser Stelle folgende Punkte besonders hervorgehoben werden:

▶ Der Patient bzw. die Patientin ist über unterstützende Angebote informiert und wünscht die geplante Maßnahme.

▶ Jene Personen, die spezielle Maßnahmen anwenden, verfügen über ein entsprechendes Wissen darüber (Fortbildungen, nötige Ausbildungen, Fachliteratur etc.) und üben Tätigkeiten nur aus, wenn sie innerhalb ihres gesetzlichen Tätigkeitsbereichs liegen. Es sei hier extra betont, dass auch komplementäre Maßnahmen Kontraindikationen und Nebenwirkungen haben können. Ohne ausreichendes Wissen kann den PatientInnen Schaden zugefügt werden.

Homöopathie

In der Homöopathie werden natürliche Substanzen (Auszüge aus Pflanzen) zur Unterstützung der Selbstheilung eingesetzt. Es werden dabei jene Ausgangssubstanzen gewählt, die dem bestehenden Leiden ähnlich sind (= Ähnlichkeitsregel oder Simile-Prinzip). Die gewählte Substanz wird potenziert, das heißt, sie wird in mehreren Schritten mit Lösungsmitteln verschüttelt oder verrieben und verdünnt. Durch diese Maßnahme wird eine Wirkungsumkehr erreicht.

Die Basis für die Wahl der geeigneten Substanzen ist eine genaue, oft zeitintensive Anamnese.

Reflexzonentherapie

> **Head'sche Zonen** = benannt nach dem englischen Neurologen H. Head (1861–1940)
>
> **Stimulation** = Anregung, Reizung, Erregung, auch Motivation

Die Reflexzonentherapie beruht auf der Annahme, dass die inneren Organe über Nervenfasern mit bestimmten Zonen (Head'sche Zonen) in der Haut verbunden sind. Dadurch können einerseits gestörte Funktionen von inneren Organen auf diese Zonen reflektiert werden und andererseits kann die Stimulation dieser Bezirke auf innere Organfunktionen wirken. Durch verschiedene Stimulationstechniken dieser Zonen kann (neben anderen Effekten) eine Linderung von Symptomen erzielt werden. Sehr bekannt und häufig eingesetzt wird die Fußreflexzonenmassage.

Akupunktur

Bei der Akupunktur werden spezielle Akupunkturnadeln in ganz bestimmte Hautpunkte entlang der Energielinien (Meridiane) des Körpers gestochen. Diese Nadeln sind unterschiedlich lang und unterscheiden sich auch in ihrem Durchmesser. Sie können gedreht, erhitzt oder unter Strom gesetzt werden.

Nach der Traditionellen Chinesischen Medizin wirkt die Akupunktur durch Harmonisierung der Lebensenergie Qi, indem ein Gleichgewicht zwischen den beiden Polen Yin und Yang hergestellt wird.

Die Naturwissenschaft erklärt die Wirkung durch eine Aktivierung zentraler schmerzhemmender Mechanismen.

Akupressur

Bei der Akupressur werden dieselben Energieareale gereizt wie bei der Akupunktur, nur erfolgt die Stimulation mit Druck oder Massage. Der Druck wird mit der Hand (z. B. Daumen oder Zeigefinger) in Form kleiner, kreisender Bewegungen ausgelöst. Die Druckstärke wird in dem Ausmaß gewählt, dass sie die PatientInnen gerade noch ertragen können.

Der Vorteil bei dieser Methode ist, dass die PatientInnen sie selbst anwenden können.

Aromatherapie/Aromapflege

Bei der Aromatherapie geht es um die therapeutische oder vorbeugende Anwendung von natürlichen Duftstoffen in Form von ätherischen Ölen. Diese Öle werden durch Wasserdampfdestillation von Pflanzen oder durch Auspressen von Fruchtschalen gewonnen. Sie werden über Mund und Nase eingeatmet oder gelangen über die Haut in den Blutkreislauf. Ätherische Öle wirken direkt auf das autonome Nervensystem und den Hormonhaushalt und sind je nach Substanz entspannend, angstlösend, krampflösend, schleimlösend, kreislaufstärkend, antibakteriell, antiviral, antimykotisch, antiphlogistisch u.v.m. (vgl. Price und Price 2003, S. 96ff). Daraus ergibt sich eine ganze Palette an Anwendungsgebieten:

- ▶ Raumaromatisierung
- ▶ Inhalationen
- ▶ Bäder (Sitz-, Hand-, Fußbäder)

Die Atmosphäre im Raum – hier mit einer Badewanne – kann wesentlich zum Wohlbefinden der PatientInnen beitragen.

- ▶ Waschungen (z. B. beruhigende oder belebende Waschungen)
- ▶ Wickel und Auflagen
- ▶ Massagen, Einreibungen

Einreibungen mit Schmerzöl

100 ml Mandelöl
20 gtt Lavendelöl
10 gtt Pfefferminzöl
5 gtt Wacholderöl

Wickel und Kompressen

Der Wickel ist eine zirkuläre Einhüllung eines Körperteils. Er besteht aus einem Innentuch und ein bis zwei trockenen und breiteren Außentüchern (sie sollen das Innentuch um 3–4 cm überlappen), die **zirkulär** um den jeweiligen Körperteil (z. B. Bauch, Waden) gewickelt werden.

Bei Kompressen (= Auflagen, Umschläge) wird das innerste Tuch nicht zirkulär gewickelt, sondern auf die betreffende Körperstelle aufgelegt.

Je nach Art und Zusatz des Wickels kann die Wirkung schmerzstillend, beruhigend, entspannend, schleimlösend, durchblutungsfördernd, entzündungshemmend, krampflösend, wundheilungsfördernd u. v. m. sein.

Zusätze für Wickel und Kompressen

Der Wickel kann mit diversen Zusätzen hergestellt werden, die eine bestimmte Wirkung entfalten:

- ▶ getrocknete Blüten und Blätter
- ▶ Wurzeln
- ▶ Samen
- ▶ Tinkturen/Essenzen
- ▶ ätherische Öle und ölhaltige Samen

Massagen

Massagen wirken sowohl körperlich (durchblutungsfördernd, muskelentspannend) als auch mental beruhigend und entspannend. Durch den intensiven Körperkontakt können Massagen sehr zum Wohlbefinden der PatientInnen beitragen. Massagen sind in der Betreuung schwerkranker Menschen besonders angezeigt, wenn diese wenig körperlichen Kontakt erfahren oder die verbale Kommunikation eingeschränkt ist.

Vor allem die Körperregionen Rücken, Nacken, Hände und Füße eignen sich sehr gut für eine Massage. Es werden dazu bestimmte Grifftechniken (z. B. Streichungen, Knetungen etc.) verwendet. Auch kann eine Massage mit ätherischen Ölen aus der Aromatherapie kombiniert werden.

Einige Grundsätze bei Massagen

- ▶ Mit den Händen einen ständigen Kontakt mit dem Körper des Patienten bzw. der Patientin halten
- ▶ gezielter und richtiger Einsatz von Druck
- ▶ angemessene Geschwindigkeit
- ▶ rhythmisch bleiben, keine ruckartigen Bewegungen
- ▶ Dauer: zwischen 5 und 15 Minuten (abhängig vom Körperbereich)

Musiktherapie

Man geht davon aus, dass Musik durch die Stimulierung des limbischen Systems, des Gefühlszentrums im Gehirn, eine Veränderung der Stimmung bewirkt. Auch die verschiedenen vom menschlichen Nervensystem gesteuerten Körperfunktionen (Muskelaktivität, Herzfrequenz, Hauttemperatur, Hautwiderstand etc.) werden durch Musik beeinflusst. Um eine Entspannung durch Musik zu erzielen, sollte sich die Musik am Herzschlag (60–70/min) orientieren. Ruhige, fließende Melodien können innere Ruhe, Entspannung und Zufriedenheit bewirken. Niedrige Frequenzen eignen sich besser für eine Entspannung als hohe (vgl. G. Bernatzky 2001).

> *Zusammenfassung*
>
> Schmerz ist ein sehr komplexes Geschehen, das von vielen Faktoren beeinflusst wird. Die Mehrdimensionalität von Schmerz muss erkannt werden, damit die Therapie nicht einseitig bleibt.
>
> Nur der bzw. die Betroffene selbst kann das Missempfinden beschreiben und einschätzen. Er bzw. sie wird damit zum einzigen Maßstab, nach dem sich die jeweilige Schmerztherapie zu richten hat.
>
> Das gemeinsame Bestreben ist es, Schmerzen auf ein für den betroffenen Menschen gut erträgliches Maß zu bringen. Eine fachgerechte Schmerzanamnese und das Wissen um die Grundsätze und Möglichkeiten in der Schmerztherapie tragen dazu bei, dieses Ziel zu erreichen.

Fragen zur Wissensüberprüfung

1. Was ist ein „Schmerzgedächtnis" und welche Bedeutung hat das für Sie in der Pflege?
2. Was hat es zu bedeuten, dass Schmerz ein multidimensionales Geschehen ist?
3. Wie erfolgt die Schmerzeinschätzung? Was beachten Sie speziell bei Betroffenen, mit denen Sie nur nonverbal kommunizieren können?
4. Welchen Sinn hat ein Schmerztagebuch?
5. Welche Konsequenzen hat die Verabreichung von Placebos?
6. Wie können Kälte und Wärme in der Schmerztherapie angewandt werden?
7. Was ist das Aufgabengebiet von Pflegepersonen in der Schmerztherapie allgemein?
8. Nach welchen Grundsätzen richtet sich die medikamentöse Schmerztherapie?

9. Wie lautet das Stufenschema zur Schmerzmedikation der WHO?
10. Welche Nebenwirkungen haben Opioide? Was kann dagegen getan werden?
11. Welche komplementären Unterstützungsangebote kennen Sie?

Literatur

C. Aßmann (1996): Pflegeleitfaden. Alternative und komplementäre Methoden. Urban & Schwarzenberg Verlag, München, Wien, Baltimore.

G. Bernatzky (2001) in: Skriptum zum Salzburger Schmerzpraktikum.

G. Bernatzky et al (2001): Schmerzbehandlung in der Palliativmedizin. Hospiz-Bewegung Salzburg. Broschüre. Huttegger Druckerei Salzburg.

N. Boss (1999): Roche Medizin Lexikon Medizin, 4. Auflage. Urban & Fischer Verlag, München.

McCaffery (1997): Schmerz: Ein Handbuch für die Pflegepraxis. Ullstein Mosby Verlag, Wiesbaden.

J. Georg und M. Frowein (1999): Pflegelexikon. Ullstein Mosby Verlag, Wiesbaden.

S. Husebö und E. Klaschik (2003): Palliativmedizin, 3. Auflage, Springer Verlag, Wien, New York.

M. Kasper und D. Kraut (2000): Atmung und Atemtherapie. Ein Praxishandbuch für Pflegende. Hans Huber Verlag, Bern.

E. Kellnhauser et al (2004): Thiemes Pflege. 10. Auflage. Georg Thieme Verlag, Stuttgart, New York.

K. Keville und M. Green (1999). Aromatherapie. Herder Verlag, Freiburg.

C. Knipping (2002) in C. Metz et al: Balsam für Leib und Seele. Pflege in Hospiz und Palliativer Betreuung. Lambertus Verlag, Freiburg.

M. Layer (2003): Praxishandbuch Rhythmische Einreibungen nach Wegman/Hauschka. Hans Huber Verlag, Bern.

A. Lett (2003): Reflexzonentherapie für Pflege- und Gesundheitsberufe. Hans Huber Verlag, Bern.

N. Menche et al (2001): Pflege Heute. Urban & Fischer Verlag, München.

S. Pleschberger et al (2002): Palliativpflege. Facultas Verlag, Wien.

S. Price und L. Price (2003): Aromatherapie. Praxishandbuch für Pflege- und Gesundheitsberufe. Hans Huber Verlag, Bern

M. Thüler (1998): Wohltuende Wickel. Wickel und Kompressen in der Kranken- und Gesundheitspflege. Maya Thüler Verlag, Worb.

8 Begleitung von Angehörigen und Bezugspersonen

Lernziele

Nach dem Studium dieses Kapitels sollten Sie …

… die Begleitung von Angehörigen auch als pflegerischen Aufgabenbereich der Palliative Care begreifen.

… Angehörige als wichtige Ressource für PatientIn und Pflege erkennen.

… häufige Ängste von Angehörigen nachvollziehen können.

… Grundsätzliches über ein wünschenswertes Verhalten der Pflegepersonen gegenüber den Angehörigen wissen.

8.1 Die Bedeutung von Bezugspersonen für die PatientInnen

Als „Angehörige" werden in der Regel nah und entfernt verwandte Personen bezeichnet. Oft sind es aber gerade auch nicht verwandte Personen (FreundInnen), die für den Patienten bzw. die Patientin eine große Bedeutung haben und zu denen eine enge Bindung besteht. Aus diesem Grund müssen wichtige Bezugspersonen ebenso als Angehörige betrachtet werden.

> Als Angehörige im Sinne von ‚zum Patienten gehörend' gelten all jene, die in irgendeiner Form eine bedeutende oder entscheidende Rolle oder Funktion im Leben des Patienten ausübten, sei dies in verwandtschaftlicher, kollegialer, helfender, begleitender oder verursachender Form.
> *(Fässler-Weibel 2001, S. 45)*

Die PatientInnen bestimmen also, welche Personen ihr Vertrauen genießen. Es ist daher für den Betreuungsprozess von besonderer Wichtigkeit zu erfahren, welche Personen das sind, um im Sinne der PatientInnen handeln zu können.

Das Sterben eines Menschen wird zum wesentlichen Teil auch von der Interaktion mit seiner sozialen Umwelt geprägt. Die Angehörigen sind mit dem oder der Betroffenen meist durch eine langjährige gemeinsame Vergangenheit verbunden und können ihm bzw. ihr angesichts der Konfrontation mit dem Tod emotionale Stabilität und Sicherheit geben. Sie kennen den Patienten bzw. die Patientin sehr genau und können individuelle Signale schneller deuten.

Interaktion = aufeinander bezogenes Handeln zweier oder mehrerer Personen

Palliativpflege

Wir müssen lernen zu akzeptieren, dass Angehörige die direkten Bezugspersonen der PatientInnen sind und es daher unsere Aufgabe ist, diese Personen zu stützen und zu begleiten, damit sie ihre Sterbenden betreuen können.

Eine lebensbedrohende Erkrankung stürzt nicht nur den Patienten bzw. die Patientin in eine tiefe, existenzielle Krise, sie bedroht auch das Gleichgewicht des ganzen Familiensystems. Diese Krise wird kollektiv erlebt.

Das Einbeziehen der Angehörigen in den Pflegeprozess wurde in der Hospiztätigkeit von jeher als wesentlicher Grundpfeiler erkannt. Das Sterben eines Menschen betrifft nicht nur ihn selbst, sondern ebenso seine engen Vertrauten. Sie erleben den Prozess mit, er macht sie ebenso traurig, verzweifelt, leidend, hadernd, ängstlich.

> ⊙ **Es wird kaum gelingen, einen Patienten bzw. eine Patientin umfassend zu betreuen, wenn wir dabei nicht auch sein/ihr soziales Umfeld mit einbeziehen!**

8.2 Häufige Ängste Angehöriger

Die Angst ist ein sehr zentrales Thema in der Begleitung von Angehörigen, das besonderer Aufmerksamkeit durch uns Pflegepersonen bedarf. Im Wesentlichen können vier Arten von häufigen Ängsten Angehöriger unterschieden werden (vgl. Student et al 1999, S. 171ff):

Angst vor der Ungewissheit

Äußerung eines Angehörigen: *„Was wird noch alles auf uns zukommen?"*

Da das Sterben heute großteils in Institutionen stattfindet, fehlen vielen Angehörigen Alltagskenntnisse und Verhaltensmuster für die Betreuung von Sterbenden. Hier ist es entscheidend, die Ängste und die Fragen der Angehörigen ernst zu nehmen und ihnen die pflegerischen Handlungen zu erklären.

Angst vor dem Leiden

Äußerung eines Angehörigen: *„Am schlimmsten ist, dass sie mir so leid tut."*

Es ist äußerst belastend, einen geliebten Menschen leiden zu sehen und nichts zur Entlastung beitragen zu können.

Vor allem die Angst vor Schmerzen zählt zu den größten Ängsten der Angehörigen. Hier kann die Aufklärung über die vielfältigen Möglichkeiten der modernen Schmerztherapie zusammen mit der Zusicherung von ÄrztInnen und Pflegepersonen, alles daran zu setzen, um eine möglichst schmerzfreie Situation herzustellen, beruhigend wirken. Eine Einbeziehung der Angehörigen in die Schmerztherapie (wenn das gewünscht wird) kann entlastend sein. Zugleich fördert es die Nähe zwischen dem Patienten bzw. der Patientin und den Angehörigen. Die gemeinsame Zeit kann als besonders wertvoll erlebt werden.

Angst vor Verlusten

Äußerung einer Angehörigen: *„Ich verliere nicht nur meinen Mann, in meinem Leben wird nichts mehr so sein wie davor!"*

Einen nahe stehenden Menschen zu verlieren bedeutet in der Regel immer auch einen schmerzlichen Verlust zu erleben. Hier können die Begleit- und Betreuungspersonen unterstützend wirken, in dem sie mithelfen, eine Kommunikation der betroffenen Personen aufrecht zu halten oder in Gang zu bringen. Angehörigen soll die Möglichkeit eingeräumt werden, Gefühle zuzulassen und auszudrücken, um sich gemeinsam innerlich auf das Sterben vorzubereiten und damit die Verlustangst schrittweise zu bearbeiten.

Angst vor dem Versagen oder davor, etwas Wesentliches versäumt zu haben

Äußerung eines Angehörigen: *„Wenn ich mehr darauf gedrängt hätte, dass sie zum Arzt geht, wäre die Erkrankung vielleicht noch heilbar gewesen."*

Viele Angehörige werden von dem subjektiven Gefühl gequält, Wichtiges versäumt zu haben, und vielleicht auch nicht alle medizinischen Möglichkeiten ausgeschöpft zu haben.

8.3 Herausforderungen

8.3.1 Herausforderungen für die Beziehung PatientIn/ Angehörige

Unterschiedliche Emotionen

Äußerung einer Angehörigen: *„Mein Mann lässt sich so gehen. Er darf sich doch nicht aufgeben, er muss gegen die Erkrankung kämpfen!"*

Eine wesentliche Schwierigkeit ergibt sich daraus, dass die Phasen im Sterbeprozess von den Betroffenen und ihren Bezugspersonen nicht zeitgleich erlebt werden. Die PatientInnen sind ihrem Erleben der Situation voraus, die Angehörigen können nur auf deren Verhalten reagieren. Es kommt häufig vor, dass PatientIn und Angehörige zu bestimmten Zeitpunkten emotional unterschiedlich empfinden und sich danach verhalten.

Beispiel:

Es kann ein Patient innerlich sein Sterben schon ein Stück weit akzeptiert haben, während die Ehefrau noch immer enttäuscht darüber ist, dass ihr Mann nicht mehr um sein Leben kämpft. Es kann für sie in dieser Situation besonders schwierig sein mitzuerleben, wie ihr Mann erste Signale setzt, den Kampf aufzugeben, aber auch für den Mann eine Belastung bedeuten, von seiner Frau nicht losgelassen zu werden.

In der Betreuung von schwerkranken Menschen ist es entscheidend, dass es ein gemeinsames Behandlungs- und Betreuungsziel von PatientIn, Angehörigen und dem professionellen BetreuerInnenteam gibt. Dazu sind die so genannten Familiengespräche hilfreich. Bei diesen Familiengesprächen nehmen der Patient bzw. die Patientin, Bezugspersonen, Pflegeperson, Arzt/Ärztin und bei Bedarf auch PsychotherapeutInnen, SozialarbeiterInnen und/oder SeelsorgerInnen teil.

In diesen gemeinsamen Gesprächen geht es um folgende Fragen:

▶ Was hat sich seit der Aufnahme verändert?
▶ Was sind die größten Belastungen oder Befürchtungen?
▶ Wer ist am meisten belastet? (Oft ist nicht der Patient oder die Patientin die am meisten belastete Person!)
▶ Was wollen/können wir erreichen? (Die Definition eines realistischen und vor allem **gemeinsamen** Behandlungszieles ist entscheidend.)

Konflikte

Eine schwere Erkrankung löst die Konflikte innerhalb der Familie nicht, im Gegenteil: Sie verschärft bestehende innerfamiliäre Spannungen. Alte Schuldgefühle und Belastungen aus vergangenen Tagen können in dieser Situation erneut aufbrechen. Diese seelische Belastung kann zu einer Verstärkung der körperlich wahrnehmbaren Schmerzen für den Patienten bzw. die Patientin führen.

Äußerung einer Angehörigen: *„Ich würde so gern etwas für meine Mutter tun, möchte ihr die schwierige Situation erleichtern. Sie lehnt das aber ab, sie sagt, ich könne das nicht, das sollten besser die Schwestern machen."*

Hier können Pflegende Entlastung bieten, indem sie die Tochter in die Pflege mit einbeziehen. Wenn die Pflegenden die Unterstützung durch die Tochter wertschätzend erwähnen, kann es auch der Mutter leichter fallen, deren Hilfe anzunehmen.

Was brauchen Angehörige?

- ▶ Information, auch über Veränderungen
- ▶ Miteinbeziehung in die Pflege
- ▶ Unterstützung
- ▶ Geduldige GesprächspartnerInnen
- ▶ Vorausplanung
- ▶ Anerkennung
- ▶ Verständnis
- ▶ Zuwendung

8.3.2 Herausforderungen für die Beziehung Angehörige/Pflegepersonal

Die Angehörigen als PartnerInnen akzeptieren

In der Betreuung von schwerkranken Menschen sind die Angehörigen wertvolle und unverzichtbare PartnerInnen. Es ist entscheidend, dass wir ein Bewusstsein dafür entwickeln, dass die Angehörigen unserer PatientInnen einen wesentlichen Beitrag zur Betreuung leisten können. PatientIn und Angehörige bilden eine Einheit. Außerdem kennen sie den Kranken bzw. die Kranke viel länger und sehr, sehr viel besser als wir. Mit unserer Unterstützung sind sie in der Lage, sehr viel mehr für die Betroffenen zu tun als wir professionellen BetreuerInnen.

Dazu brauchen sie unsere Anerkennung als kompetente Partner, unsere Wertschätzung und auf Wunsch auch eine Miteinbeziehung in die Pflege. Für den Kranken bzw. die Kranke sind sie weit wichtiger als die professionellen BetreuerInnen.

Natürlich ist die Betreuung durch die Angehörigen geprägt von der Beziehung, die sie zu dem kranken Familienmitglied haben. Nicht selten findet eine Art Machtumkehr statt. Der zuvor Starke ist nun von der Hilfe durch den zuvor Schwachen abhängig. In dieser Konstellation wird es nur schwer möglich sein, dass diese Hilfe auch angenommen werden kann. Pflegende haben vielfältige Möglichkeiten, hier unterstützend zu sein.

Angehörige möchten von uns nicht wissen, was sie alles falsch machen, oder was sie anders machen sollten. Sie benötigen keine Ratschläge, sie brauchen vielmehr geduldige GesprächspartnerInnen und ZuhörerInnen. Dabei müssen wir uns auch bewusst sein, dass der drohende Verlust eines geliebten Menschen für die Angehörigen einen enormen Stress darstellt.

Die Reaktionen der Angehörigen mögen uns oft „unvernünftig" erscheinen. Es ist wichtig, dass wir ihnen nicht wertend, sondern grundsätzlich wertschätzend gegenüberstehen. Sie befinden sich oft in einer absoluten Krisensituation und es gehört zu unseren Aufgaben, sie in dieser schweren Zeit zu begleiten und zu unterstützen.

Dem Patienten bzw. der Patientin gilt die ganze Aufmerksamkeit der Umgebung, die Angehörigen leiden mit ihm/mit ihr, aber nur selten werden sie gefragt, wie es denn ihnen gehe. Dabei sind sie in dieser Zeit oft ebenso bedürftig und verletzbar. Angehörige von schwerkranken und sterbenden Menschen empfinden es als sehr wohltuend, wenn sie gefragt werden, wie es denn ihnen persönlich gehe. Nach dem Befinden des oder der Kranken werden sie ständig gefragt, aber nur selten sagt jemand: „Und wie geht es Ihnen?"

> Es liegt in unserer Verantwortung, Bedingungen zu schaffen, die es den Angehörigen sterbenskranker Menschen ermöglichen, die verbleibende Zeit gemeinsam zu nützen und Abschied zu nehmen.

Überforderung erkennen und ansprechen

Vor allem jene Angehörigen, die den Patienten oder die Patientin zu Hause betreuen, oft über Monate und Jahre hindurch, stehen in den letzten Tagen und Wochen, in denen die Pflege meist besonders intensiv wird, knapp vor dem körperlichen und psychischen Zusammenbruch. Viele Angehörige überfordern und verausgaben sich grenzenlos. Leider scheint es, wie die Praxis immer wieder bestätigt, für Angehörige sehr schwierig zu sein, rechtzeitig Hilfe von außen zu holen (vgl. Plandor 2002, S. 272).

Es ist Aufgabe der Pflege, einer Überforderung der Angehörigen so gut wie möglich vorzubeugen. Dazu können folgende Maßnahmen ein erster Schritt in die richtige Richtung sein:

▶ Beraten über die Wichtigkeit des eigenen Gesundheitszustands für die Pflege
▶ Aufzeigen der vielfältigen Möglichkeiten zur Entlastung
▶ andere Dienstleistungen im ambulanten Sektor miteinbeziehen
▶ Hilfsmittel bereitstellen
▶ den Angehörigen eine Möglichkeit geben, über ihre Belastungen zu sprechen

Begleitung von Angehörigen und Bezugspersonen | Testfragen

Zusammenfassung

> Die Angehörigenbetreuung ist ein wesentlicher Aufgabenbereich in der Palliative Care. Oft sind gerade die Angehörigen sehr belastet und benötigen unsere Aufmerksamkeit. In vielen Fällen können Angehörige in die Pflege mit einbezogen werden und sehr zum Wohlbefinden des Patienten oder der Patientin beitragen. Ihre Funktion als wichtige Informationsquelle für die Pflege ist nicht zu unterschätzen.

Fragen zur Wissensüberprüfung

1. Mit welchen Ängsten sind Bezugspersonen häufig konfrontiert?
2. Was können Sie zu einer guten Beziehung zwischen Pflegepersonen und Angehörigen beitragen?

Literatur

P. Fässler-Weibel (2001): Nahe sein in schwerer Zeit. Zur Begleitung von Angehörigen Sterbender. Paulusverlag, Freiburg/Schweiz.

G. Fürstler und C. Hausmann (2000): Psychologie und Sozialwissenschaft für Pflegeberufe. 2. Klinische Psychologie, Behinderung, Soziologie. Facultas Verlag, Wien.

H. Lang und H. Faller (1998): Medizinische Psychologie und Soziologie. Springer Verlag, Berlin, Heidelberg.

B. Plandor (2002) in S. Pleschberger et al: Palliativpflege. Grundlagen für Praxis und Unterricht. Facultas Verlag, Wien.

J. C. Student (1999): Das Hospizbuch. 4. Auflage, Freiburg.

J. C. Student (2004): Soziale Arbeit im Hospiz und Palliative Care. Reinhardt Verlag, München.

9 Trauer

Lernziele

Nach dem Studium dieses Kapitels sollten Sie ...

... die Bedeutung von Trauer verstehen und erkennen, dass Trauer Teil des menschlichen Lebens ist.

... verstehen, dass Trauer von Menschen individuell er- und durchlebt wird.

... den Trauerprozess und seine Aufgaben beschreiben können.

... verstehen, warum häufig eine „Resttrauer" bleibt.

... Trauerreaktionen kennen und wissen, wie sich erschwerte/ pathologische Trauer ausdrückt.

... Risikofaktoren für einen normalen Trauerverlauf erkennen.

... wichtige Grundsätze der Trauerbegleitung kennen.

Die folgenden Definitionen von Trauer sollen deutlich machen, dass Trauer eine gesunde und normale Reaktion aufgrund eines Verlusts bedeutet.

> Die Trauer ist der gefühlsmäßige Ausdruck für den Verlust von etwas Bedeutsamem in unserem Leben.
>
> *(Schmitz-Scherzer 1992)*

> Trauern ist eine gesunde, lebensnotwendige und kreative Reaktion auf Verlust und Trennungsereignisse.
>
> *(Canacakis 1992)*

Trauer bedeutet also die Reaktion eines Menschen auf einen Verlust. Dieser Verlust kann ausgelöst sein durch den Tod eines uns lieb gewonnen Menschen, aber auch durch unzählige andere Ereignisse, welche ein Abschiednehmen von Plänen, Zielen, Vorstellungen und Wünschen notwendig machen. So kann ein Umzug in eine andere Stadt, der Verlust der Arbeit oder das Beenden einer Liebesbeziehung ebenso Trauerreaktionen bewirken wie der Verlust von Körperfunktionen oder Einschränkungen in der selbstständigen Durchführung der Aktivitäten des täglichen Lebens.

> *Anregung*
>
> (!) *Ziel: sich bewusst werden, dass man selbst ständig mit Verlusten konfrontiert ist.*
>
> *Schreiben Sie auf, von welchen Plänen und Vorstellungen Sie sich bereits in Ihrem Leben verabschieden mussten, etwa Berufswünsche aus der Kindheit, unerwiderte Liebe, eine vertraute Umgebung verlassen, gesundheitliche Einschränkungen oder Ähnliches. Sind Sie überrascht, wie sehr Sie bereits mit dem Thema Verlust/Trauer in Berührung gekommen sind?*

Wir alle sind unser Leben lang dazu aufgefordert, mit Verlusten umzugehen, sie im Idealfall in unser Leben zu integrieren und an ihnen zu reifen. Verluste sind ein Bestandteil menschlichen Lebens und können auch als eine aktive Zeit der Selbstheilung nach dem Verlust eines geliebten Menschen verstanden werden.

9.1 Umgang mit Trauer in unserer Gesellschaft

Noch bis zum Beginn des 20. Jh. war es üblich, Verstorbene zu Hause aufzubahren und über den Tod mittels einer „Traueranzeige an der Haustür" zu informieren, was eine Einladung für alle bedeutete, die sich von dem oder der Verstorbenen verabschieden und den Angehörigen beistehen wollten. Durch gemeinsame Rituale wie das Abhalten der Totenwache oder das Beten eines Rosenkranzes wurde die Trauerfamilie durch die Gesellschaft gestützt und begleitet.

Jeder Mensch hat für sich individuelle Trauerreaktionen, die nicht zuletzt durch bestehende kulturelle Umgangsnormen beeinflusst werden. So wird in unserer heutigen Gesellschaft eher erwartet, dass Trauernde ihren Schmerz nicht „öffentlich" machen, sondern im Privaten ausleben. Dies kann problematisch werden, da das Ausleben der Trauer, also auch das Mitteilen des Schmerzes, für die Trauernden einen wichtigen Prozess zur Trauerverarbeitung darstellt.

Trauerrituale

Trauerrituale helfen uns, z. B. in folgender Form:

▶ Die Bestattung selbst demonstriert die Endgültigkeit des Geschehens.
▶ Eine Todesanzeige signalisiert ein Abschiednehmen.
▶ Friedhofbesuche und Grabpflege dienen als legitimer Ort für Trauer.

9.2 Trauerarbeit

Trauerarbeit bedeutet nach Sigmund Freud all das, was der trauernde Mensch in seiner Trauer zu leisten hat, wie z. B. das Ertragen des durch den Verlust entstandenen Schmerzes oder die Bewältigung des völlig veränderten Alltags. Trauerarbeit bezeichnet demnach den Weg durch die Trauer hindurch.

Die Verarbeitung von Trauer ist ein prozesshaftes Geschehen, das in den Trauermodellen näher dargestellt werden soll.

9.2.1 Trauermodelle

Trauermodelle sollen helfen, den Prozess der Trauer zu erfassen, zu veranschaulichen und zu erklären. Man unterscheidet im Wesentlichen Phasenmodelle von zielorientierten Modellen. Immer bleibt Trauern aber ein individuelles Geschehen, das sich nicht in ein genaues Schema einordnen lässt.

Phasenmodelle

Sie versuchen, bestimmte Phasen der Trauer in chronologischer Reihenfolge (oft auch innerhalb definierter Zeiträume) zu erklären. Sehr bekannte Phasenmodelle wurden beispielsweise durch Kübler-Ross (1969), Spiegel (1973), Bowlby (1980) oder Kast (1982) beschrieben.

Die meisten Phasenmodelle, mit Ausnahme jenes von Kast, sehen das Ziel des Trauerprozesses darin, dass sich der bzw. die Trauernde von der Beziehung zu dem oder der Verstorbenen lösen soll.

V. Kast hingegen betont das Ziel, so viel wie möglich von der Beziehung und den Eigenheiten der verstorbenen Person in das eigene Leben zu integrieren, um mit diesem neuen Selbst- und Weltverständnis weiterzuleben (vgl. Kast 1982, S. 7).

In den Phasenmodellen wird zu Beginn eine Art Schockphase beschrieben, in der das Trauergeschehen in seiner Tragweite nicht erfasst werden kann. Der weitere Verlauf kennzeichnet sich durch das In-Berührung-Kommen mit eigenen Emotionen wie Zorn und einer eher depressiven oder regressiven Haltung. Letztlich charakterisiert sich eine Phase durch die Anpassung an die neue Situation aufgrund einer Neuorganisation bzw. eines veränderten Selbst- und Weltbezugs.

V. Kast beschreibt in ihrer letzten Phase (neuer Selbst- und Weltbezug) die Möglichkeit einer fortbestehenden Beziehung zum Verstorbenen als „innerem Begleiter", der für die weitere Lebensgeschichte von Bedeutung bleibt.

	Kübler-Ross (1969)	**Bowlby (1980)**	**Kast (1982)**
Phase I	Nicht wahrhaben wollen	Betäubung	Nicht wahrhaben wollen
Phase II	Zorn	Sehnsucht und Suche nach der verlorenen Figur: Zorn	Aufbrechende Emotionen
Phase III	Verhandeln	Desorganisation und Verzweiflung	Suchen und sich trennen
Phase IV	Depression	Reorganisation	Neuer Selbst- und Weltbezug
Phase V	Zustimmung		

Die Gefahr dieser Phasenmodelle besteht hauptsächlich darin, dass der in ihnen beschriebene Trauerablauf zur „Norm" erhoben wird und individuelle Abweichungen als „pathologisch" betrachtet werden könnten. Die Phasen des Trauerns sind also nur als Annäherung an das zu verstehen, was Menschen in einem Trauerprozess erleben (vgl. Paul 2001).

Da diese Modelle wissenschaftlich nicht generell bestätigt werden konnten und die Übernahme in praktische Behandlungsstrategien nicht gelang, werden die Phasenmodelle heute weitgehend verlassen (vgl. Aulbert/Smeding 1997).

Zielorientierte (aufgabenorientierte) Modelle

Sie sind in den achtziger und neunziger Jahren entstanden und zeichnen sich dadurch aus, dass dem oder der Trauernden über definierte Ziele bzw. Aufgaben Handlungsmöglichkeiten aufgezeigt werden sollen, um ein aktives Tätigwerden zu fördern.

Das momentan bekannteste und meist zitierte zielorientierte Modell ist jenes nach Worden 1982 (nochmals überarbeitet 1991), das auf vier grundlegenden Aufgaben beruht:

1. Die Realität des Verlusts akzeptieren

Trauernde neigen häufig dazu, auf die Rückkehr des Verstorbenen zu hoffen und leugnen deshalb den Verlust, um diese Hoffnung nicht zu zerstören. Den Verlust als Realität zu erkennen bedeutet, die Rückkehr des Verstorbenen nicht mehr länger zu erwarten.

2. Den Trauerschmerz erfahren und durcharbeiten

Diese Aufgabe verlangt von den Trauernden, dass sie sich dem Schmerz stellen und ihn durchleben, ihm also nicht ausweichen, sondern eine aktive Auseinandersetzung mit ihren Gefühlen zulassen.

Dies ist für einen konstruktiv verlaufenden Trauerprozess notwendig. Dabei ist ein gutes soziales Netz von großer Bedeutung.

3. Sich anpassen an eine Umwelt, in welcher der Verstorbene fehlt

Dazu muss erkannt werden, welche Rollen der oder die Verstorbene eingenommen hat, um im Anschluss daran zu klären, welche Rollen nun selbst oder durch andere Personen übernommen werden müssen. Oft leisten Trauernde Widerstand, wenn es darum geht, neue Tätigkeiten übernehmen zu müssen.

Die Chance zur positiven Weiterentwicklung besteht darin, Neues dazuzulernen und dementsprechend überholte Vorstellungen über die eigenen Lebensumstände hinter sich zu lassen und neue Perspektiven zu entwickeln.

4. Dem oder der Verstorbenen emotional einen neuen Platz zuweisen und das eigene Leben wieder aufnehmen

Die vierte Aufgabe beschreibt, dass keine völlige Loslösung von der Beziehung zu dem oder der Verstorbenen eingefordert wird. Vielmehr geht es darum, eine Veränderung in der Beziehung zuzulassen, indem dem verstorbenen Menschen ein neuer, passender Platz im Bewusstsein zugeordnet wird. Das hat zur Folge, dass ein gewisses Quantum an **Resttrauer** weiter bestehen bleibt.

Diese Resttrauer erlaubt den Trauernden auch nach erfolgreicher Bewältigung der Traueraufgaben das Empfinden von Schmerz, doch geht Worden davon aus, dass diese Traurigkeit in ihrer Qualität anders ist – sie schmerzt nicht mehr so sehr. Die trauernde Person hat aber in einem aktiven, prozesshaften Geschehen ein neues Verständnis dazu entwickelt.

> **Trauer ist nie ganz zu Ende. Eine Resttrauer bleibt bestehen.**

9.2.2 Normale/gesunde Trauerreaktionen

Die im Folgenden aufgelisteten Reaktionsweisen sollen die große Bandbreite völlig normaler Trauerreaktionen aufzeigen. Es gilt zu beachten, dass sich auch eine „normale" Trauerarbeit in psychischen und physischen Störungen ausdrücken kann.

Normale Trauerreaktionen

Gefühle

- ▶ Traurigkeit
- ▶ Zorn
- ▶ Schuld und Selbstbeschuldigung
- ▶ Angst

- Verlassenheit, Einsamkeit
- Müdigkeit
- Hilflosigkeit
- Schock
- Sehnsucht
- Befreiung
- Erleichterung
- Betäubung, Abgestumpftheit

Körperliche Empfindungen

- Leeregefühl im Magen
- Beklemmungen in der Brust
- Zugeschnürtsein der Kehle
- Überempfindlichkeit gegen Lärm
- Ein Gefühl der Depersonalisation: „Ich gehe die Straße entlang, und alles kommt mir unwirklich vor, auch meine eigene Person."
- Atemlosigkeit, Gefühl von Kurzatmigkeit
- Muskelschwäche
- Energiemangel
- Mundtrockenheit

Verhaltensweisen

- Schlafstörungen
- Appetitstörungen
- Geistesabwesendes Verhalten
- Soziales Sichzurückziehen
- Träumen von dem verstorbenen Menschen
- Das Meiden von Erinnerungen an den verstorbenen Menschen
- Suchen und Rufen
- Seufzen
- Ratlose Überaktivität
- Weinen
- Aufsuchen von Orten oder Beisichtragen von Gegenständen, die den Hinterbliebenen an den Verstorbenen erinnern
- Kult mit Objekten aus dem Besitz des Toten

Gedanken

- Unglaube, Nichtwahrhabenwollen
- Verwirrung
- Intensive Beschäftigung mit dem Toten
- Gefühl der Anwesenheit des Verstorbenen
- Gesichts- und Gehörshalluzinationen

All diese Reaktionen sind als normal einzustufen und nicht als pathologisch!

Aus: Sabine Pleschberger, Katharina Heimerl, Monika Wild (Hg.) (2002): Palliativpflege, Grundlagen für Praxis und Unterricht, Auflistung entnommen aus dem Beitrag: Sigrid Boschert, Manuela Kotz: Tod und Trauer bewältigen (Seminarkonzept), S. 279–297, Facultas Verlag, Wien. Anlage 1, „Normale Trauerreaktionen", Zusammenfassung nach J. W. Worden, 1987, S. 28–39

9.2.3 Die pathologische/starke Trauer

Stephenson hat den Begriff „pathologische Trauer" durch „starke Trauerreaktion" ersetzt, da sich generell schwer sagen lässt, ab wann ein Trauerverhalten tatsächlich als pathologisch zu bewerten ist (vgl. Husebö S. 285).

Trauer ist ein sehr individuelles und persönliches Geschehen. Gefühle sind an sich nicht rational, deshalb lässt sich schwer verallgemeinern, welches Gefühl in der Trauersituation in welchem Ausmaß nun „angebracht" und „normal" ist. Es lässt sich nicht so einfach diagnostizieren, ab wann z. B. ein sozialer Rückzug pathologisch ist, wenn er dem momentanen Gefühlszustand und der Verarbeitungsstrategie der trauernden Person entspricht.

Worden ist der Ansicht, dass pathologische Trauer mehr mit der Intensität und/oder der Dauer einer Reaktion zu hat als mit einem Vorhanden- oder Nicht-Vorhandensein eines spezifischen Verhaltens.

Die vier Formen pathologischer Trauerreaktionen nach Worden

Chronische Trauerreaktionen: Es besteht über einige Jahre das Gefühl, im gesamten Leben von dem Gefühl der Trauer befangen zu sein.

Verzögerte Trauerreaktionen: Ein Verlusterlebnis der Vergangenheit wurde gefühlsmäßig nicht oder zu wenig bearbeitet. Ein neuerlicher Verlust kann nun bewirken, dass der damals nicht ausgedrückte Trauerschmerz zusätzlich zum neuen Verlusterlebnis erfahren wird. Zum Beispiel können schwangere Frauen nur begrenzt trauern. Sie sind ganz auf das neue Leben ausgerichtet – deshalb kommen Trauerreaktionen dann oft verzögert und sind für die Umgebung oft nicht mehr nachvollziehbar.

Übertriebene Trauerreaktionen: Die trauernde Person erlebt den Verlust als übermäßig angstbesetzt und Gefühle der Hoffnungslosigkeit und irrationale Verzweiflung können sich entwickeln. Die Person kann sich ein Weiterleben ohne den Verstorbenen bzw. die Verstorbene nicht mehr vorstellen.

Larvierte Trauerreaktionen: Die trauernde Person bemerkt zwar Symptome an sich, kann aber nicht erkennen, dass diese mit dem Verlust in Zusammenhang stehen. Häufig kann sich dies in körperlichen Schmerzen zeigen, die denen der verstorbenen Person ähnlich sind. Das Auftreten psychosomatischer Beschwerden kann ebenso Ausdruck einer larvierten Trauerreaktion sein.

Starke Trauerreaktionen können dadurch gekennzeichnet sein, dass die Betreffenden schmerzvoll reagieren, wenn der oder die Verstorbene erwähnt wird, oder dass am Jahrestag schwere psychische oder physische

> **larviert** = versteckt, ohne deutliches Zeichen, ohne typische Merkmale verlaufend

Reaktionen auftreten. Vorübergehend kann sich die Situation derart verschärfen, dass Trauernde weder essen noch schlafen können, die eigene Körperhygiene völlig vernachlässigen und sich nur schwer oder gar nicht dazu motivieren können, das Bett zu verlassen.

In der Regel sind Psychopharmaka aber nicht notwendig und eher kontraproduktiv, da damit die Gefühle verschleiert werden. Solche Medikamente werden vorzugsweise in Kombination mit psychologischer Begleitung bei starker Depression oder Angstzuständen verordnet.

> **Das Erkennen und Ernstnehmen von Anzeichen einer starken Trauerreaktion durch uns Pflegepersonen ist sehr wichtig, da wir auf mögliche Hilfestellungen (psychologische Betreuung, Selbsthilfegruppen) aufmerksam machen können.**

Man darf aber weder bei Personen, die nicht zu trauern scheinen, noch bei jenen, deren Trauerreaktion kein Ende findet, automatisch auf eine pathologische Trauer schließen (vgl. Smeding 2000). Es bedarf also in diesen Fällen einer situationsgerechten Einschätzung einer eventuell besonderen Begleitungsbedürftigkeit. Dazu kann das Wissen um Risikofaktoren, die eine starke Trauerreaktion begünstigen, hilfreiche Hinweise bieten.

9.2.4 Risikofaktoren für den normalen Trauerverlauf
(angelehnt an Parkes und Smeding, in Pleschberger et al, S. 297)

Nach Parkes haben u. a. auch Pflegepersonen die Verantwortung, vor oder nach einem Todesfall bei einzelnen Familienmitgliedern Risiken im Trauerprozess zu erkennen.

Vor Eintritt des Verlusts
- Gab es andere Verluste oder mehrere schwere Verlusterfahrungen?
- Gab es frühere psychische Erkrankungen, vor allem Depressionen?
- Gab es Lebenskrisen vor dem Verlust? Wie wurde auf diese reagiert?
- Wie war die Beziehung zum Verstorbenen?
    - Verwandtschaftsgrad (Ehegatte, Kind, Eltern, Cousine etc.)
    - abhängige Beziehung/ambivalente Beziehung: In einer ambivalenten Beziehung bestehen positive und negative Gefühle zugleich. Diese Situation kann sich auf die Trauerreaktionen verunsichernd, heikel auswirken.
- Gab es Bedingungen, die später Schuldgefühle fördern könnten?
    - z. B. Tod in einer Trennungsphase

Todesumstände/Art des Todes

- plötzlich, unerwartet
- Verlust eines Kindes
- Suizid
- Unfälle, Mord
- Leichnam kann nicht geborgen werden

Bei Eintritt des Verlusts

- Alter und Geschlecht
  - z. B. sind Frauen mehr gefährdet als Männer, v. a. beim Tod eines Kindes
  - Männer haben oft größere Schwierigkeiten damit, ihre Trauererfahrungen anderen mitzuteilen
- Gesundheitszustand (Abhängigkeit von Drogen, Alkohol)
- Persönlichkeit
  - z. B. gehemmter Gefühlsausdruck, Unterdrücken der Angst
  - Umgang mit Stresssituationen
- Sozioökonomischer Status
  - z. B. finanzielle Situation bei jungen Witwen mit Kindern
- Kulturelle und religiöse Faktoren, welche die Trauer beeinflussen

Wesentliche Faktoren nach dem Verlust

- Soziale Unterstützung/soziale Isolation. Wird die Familie als unterstützend erlebt? Gibt es genügend „Raum" für die Trauer?
- Gibt es neue Lebenschancen/-perspektiven?
- Darf Trauer gezeigt und gelebt werden (z. B. in außerehelichen Beziehungen, homosexuelle Beziehungen etc.)?
- Ist eine Reaktivierung früherer Konflikte oder Traumata möglich?
- Gibt es Anforderungen, die der Trauer entgegenstehen (Schwangerschaft)?
- Wie sieht es mit zusätzlichen Belastungen wie Verpflichtungen, finanziellen Problemen, Kindererziehung etc. aus?
- Handelt es sich um ein sozial oder persönlich nicht als Verlust verstandenes oder akzeptiertes Geschehen (z. B. Abtreibung, Frühabort)?
- Wie viel Zeit/Gelegenheit für einen Abschied gab es? Wie konnte der Abschied gestaltet werden? Gab es ausreichend Möglichkeit, sich auf eine ganz persönliche Art und Weise von dem oder der Verstorbenen zu verabschieden?

Wesentlich ist auch die Überlegung, dass jeder Verlust Folgeverluste nach sich zieht. Es werden damit mehrfach schmerzhafte Verluste ausgelöst.

9.2.5 Auswirkungen der Trauer auf die Familie

Die Familie ist in sich ein System, in welchem die einzelnen Familienmitglieder wechselseitig aufeinander bezogen sind. Eine Veränderung bei einem Familienmitglied hat Auswirkungen auf alle anderen. So kommt das Gleichgewicht durch den Tod eines Familienmitglieds aus dem Lot, für die Hinterbliebenen bedeutet das eine Neuverteilung von spezifischen Aufgaben, Funktionen und Rollen.

Voraussetzungen für eine positive Trauerverarbeitung in der Familie

Für eine positive Bewältigung der Trauer innerhalb des Familiensystems ist eine offene Kommunikation, in der alle Mitglieder ihre Gefühle nach ihrer individuellen Art ausdrücken dürfen, ein guter Nährboden. Ebenso sind das Annehmen-Können von Hilfe im Bedarfsfall, die gegenseitige Unterstützung sowie gefestigte Kontakte und Beziehungen, die unterstützend wirken, wichtige Faktoren für eine gute Trauerverarbeitung.

Ursachen für einen problematischen Umgang mit Trauer in der Familie

Schwierigkeiten in der Trauerverarbeitung innerhalb der Familie liegen oft darin begründet, dass auf Bewältigungsstrategien zurückgegriffen wird, die zwar von der Familie in Krisensituationen häufig (oft über Generationen hinweg) angewandt wurden, jedoch nicht passend und dienlich sind, um die Trauerverarbeitung aller Familienmitglieder positiv zu unterstützen.

Konflikte können auch entstehen, weil ein Familienmitglied auf andere Art und Weise trauert, als es vom Rest der Familie erwartet bzw. gar eingefordert wird, oder weil bei Einzelnen bereits nicht verarbeitete Verlusterlebnisse bestehen, weshalb der aktuelle Schmerz nicht zugelassen werden kann (z. B. spezielle Formen der Trauer bei Jugendlichen).

Trauern die Familienmitglieder unterschiedlich intensiv, kann sich das Problem ergeben, dass sich die stärker Trauernden nicht in der Lage fühlen, zusätzliche Aufgaben zu übernehmen oder Entscheidungen zu treffen. Die weniger Trauernden befürchten, dass die intensiv Trauernden einen Kontrollverlust erleben und ihre Alltagsprobleme nicht mehr bewältigen können. Sie neigen dann dazu, ihre Trauer zu unterdrücken, um den Anforderungen des Alltags nachkommen zu können.

Die Intensität der Trauer hat auch stark mit den unterschiedlichen Bindungen und Koalitionen innerhalb einer Familie zu tun – z. B. Vater und Tochter waren sich immer näher als Tochter und Mutter etc.

9.3 Trauerbegleitung

Die Trauerbegleitung ist eine Aufgabe, für die sich das gesamte Behandlungs- und Betreuungsteam zuständig fühlen sollte. Im Folgenden werden einige wichtige Grundsätze hervorgehoben:

Eigener Umgang mit Trauer

Um einen Menschen in seinem Trauerprozess gut begleiten zu können, bedarf es auch eines reflektierten Umgangs mit eigenen Verlusterlebnissen. Ebenso darf die eigene Trauer nicht übergangen werden, die entsteht, wenn ein Patient oder eine Patientin verstirbt.

Anregung

> *Erinnern Sie sich an eine Situation, in der ein Patient oder eine Patientin, zu dem oder der Sie eine besonders gute Beziehung aufbauen konnten, gestorben ist.*
>
> *Schreiben Sie auf,*
> ▶ *welche Gefühle das bei Ihnen ausgelöst hat,*
> ▶ *welche Verhaltensweisen Sie an sich bemerkt haben und*
> ▶ *wer oder was Ihnen in dieser Situation geholfen hat.*
>
> *Waren Ihre damaligen Reaktionen für Sie hilfreich?*

Gesprächsbereit sein und individuellen Trauerausdruck akzeptieren

Die Begleitpersonen müssen bereit sein, sich auf ein Gespräch einzulassen. Trauernde benötigen oft eine Art Klagemauer, der sie dieselben Dinge auch wiederholt erzählen dürfen, um Entlastung zu finden.

Für eine unterstützende Begleitung ist es wesentlich, die individuellen Trauerreaktionen der Betroffenen zu akzeptieren, sie zuzulassen. Da kann es besonders hilfreich sein, Reaktionen/Gefühle als „normal" rückzumelden: Häufig ist es für die Trauernden wichtig, Gefühle wie Angst, Wut, Schmerz oder Schlaflosigkeit als normale Reaktionen bestätigt zu bekommen. Damit kann man einem möglichen Schuldgefühl, nicht „angemessen" auf den Verlust zu reagieren, entgegenwirken. Für einige Betroffene besteht sogar die Befürchtung, „verrückt" zu werden. Es ist daher wichtig ihnen zu erklären, dass viele Trauernde für sie „verrückte" Dinge tun in dieser schweren Zeit, nicht aber ihren Verstand verlieren.

Hilfe von sich aus anbieten

Leider fordern oft jene Trauernden, die Hilfe von anderen Personen am dringendsten bräuchten, diese nicht von sich aus ein. Sie haben nicht genügend Kraft dazu. Sehr häufig findet sich die wichtigste Hilfe für trauernde Personen in ihrer sozialen Umgebung (Verwandte, Freunde, Nachbarn etc.).

Die Abschiedssituation gestalten

Es liegt in der Verantwortung der Pflegenden, für die Rahmenbedingungen eines individuellen Abschieds zu sorgen, u. a. auch die Angehörigen dazu zu ermutigen, den Verstorbenen bzw. die Verstorbene anzusehen und zu berühren. Die Realität des Todes wird dadurch deutlich erfahrbar.

Beispiel aus dem Hospiz Innsbruck:

__Frau A., Mutter von drei Kindern im Alter von 9, 15 und 17 Jahren, leidet an einem metastasierenden Mammakarzinom. In den Tagen vor ihrem Tod verbringen die Kinder viel Zeit bei ihrer Mutter und sie helfen auch in der Pflege mit. Frau A. hat ihre Kinder schon seit längerem auf ihr Sterben vorbereitet. In dieser Zeit leisten die Geschwister bereits einen großen Teil ihrer Trauerarbeit. Als Frau A. verstirbt, sind die Kinder darauf vorbereitet. Für den Abschied brauchen die Kinder viel Zeit. Abwechselnd liegen sie bei ihrer toten Mutter im Bett und halten sie in den Armen. Die jüngste Tochter möchte etwas von ihrer Mama zurückbehalten und schneidet eine Locke aus dem Haar der Mutter ab. Die ältere Tochter sagt ihrer Mutter immer wieder, wie lieb sie sie hat und dass sie die beste Mutter war, die sie sich wünschen konnte. Der älteste Sohn schreibt einen langen Brief, den er seiner Mutter mit in den Sarg geben will. Mit in den Sarg soll auch eine Zeichnung der jüngsten Tochter und ein Foto, auf dem die ganze Familie zu sehen ist. Gemeinsam mit ihrem Vater streuen die Kinder viele Rosenblätter auf das Bett und erst als alle dazu bereit sind, wird Frau A. aus dem Zimmer gebracht.

Zusammenfassung

Trauer ist nötig, um Verlustsituationen zu verarbeiten. Jeder Mensch hat individuelle Mechanismen, um Verlusten zu begegnen und in sein Leben zu integrieren. Trauermodelle liefern einen Anhaltspunkt dazu, wie Trauer von Menschen allgemein erfahren wird bzw. welche Aufgaben und Ziele sich aus diesem Prozess ergeben. Die Grenze zwischen „gesunder" und „pathologischer" Trauer ist äußerst unscharf, da die Individualität des trauernden Menschen einen großen Spielraum an Reaktionen offen lässt. Es gibt auch Risikofaktoren, die einen „gesunden" Trauerverlauf gefährden können.

Trauer | Testfragen

Fragen zur Wissensüberprüfung

1. Was ist das Endziel des Trauerprozesses?
2. Welche Reaktionen lassen auf eine starke bzw. pathologische Trauerverarbeitung schließen?
3. Welche Risikofaktoren können die „normale" Trauerverarbeitung gefährden?
4. Welche Verhaltensweisen können die Trauerverarbeitung innerhalb des „Systems Familie" erschweren?
5. Was können Sie tun, um trauernde Angehörige zu begleiten?

Literatur

E. Aulbert, D. Zech (1997): Lehrbuch der Palliativmedizin, Schattauer Verlag, Stuttgart.

J. Canacakis (2001): Ich sehe deine Tränen. Trauern, klagen, leben können. Kreuz Verlag, Stuttgart.

A. Diderich (2003): Das Loch in das ich fiel, wurde zur Quelle aus der ich lebe. Katholische Fachhochschule Mainz.

V. Kast (1982): Trauern, Phasen und Chancen des psychischen Prozesses, Kreuz Verlag, Berlin.

C. Paul (2001): Neue Wege in der Trauer- und Sterbebegleitung, Hintergründe und Erfahrungsberichte für die Praxis, Gütersloher Verlagshaus, Gütersloh.

S. Pleschberger et. al. (2002): Palliativpflege. Facultas Verlag, Wien

R. Schmitz-Scherzer (1992): Altern und Sterben, Sterbebegleitung, Sterben im Krankenhaus, Sterbehilfe und Hospizbewegung. Sterben zu Hause. Die religiöse Dimension. Hans-Huber-Verlag, Bern.

R. Smeding: Das Loch, in das ich fiel, wurde zur Quelle, aus der ich lebe. Wege durch die Trauer. In: A. Daiker (2000): Selig sind die Trauernden, Trauer- und Gedenkgottesdienste, Schwabenverlag 2000, Ostfildern.

J. W. Worden (1987): Beratung und Therapie in Trauerfällen. Ein Handbuch, Huber Verlag, Stuttgart.

J. W. Worden (1999): Beratung und Therapie in Trauerfällen. Ein Handbuch. 2. erw. Auflage. Huber Verlag, Göttingen.

10 Tod und Kinder

Lernziele

Nach dem Studium dieses Kapitels sollten Sie ...

... verstehen, dass Kinder in ihrem Umgang mit Tod und Sterben davon abhängig sind, was Erwachsene ihnen beibringen und wie diese selbst damit umgehen.

... wissen, welche Vorstellungen Kinder im Allgemeinen von Tod und Sterben haben (Todeskonzepte).

... wissen, wie Kinder Trauer ausdrücken.

... über unterstützende Maßnahmen in der Trauerbegleitung von Kindern Bescheid wissen.

Das Sterben eines Kindes ist in unserem Kulturkreis im Gegensatz zu früher, als die Kindersterblichkeit wesentlich höher lag, derart selten geworden, dass der Tod eines Kindes geradezu als widernatürlich empfunden wird. Der Verlust eines Kindes wird in der Regel als besonders schmerzhaft für alle Beteiligten (Angehörige, Pflegepersonen, ÄrztInnen etc.) erlebt und wirft für viele große Sinnfragen auf. Zentral bleibt dabei die Frage, warum ein Leben, das sich erst zu entwickeln beginnt, bereits wieder zu Ende sein muss.

10.1 Was verstehen Kinder unter Tod?

Nachdem Sterben und Tod noch immer zu den Tabu-Themen unserer Gesellschaft zählen, werden auch Kinder von dieser Einstellung geprägt. Sie sind im Umgang sowie in ihrer Vorstellung von Tod und Sterben sehr darauf angewiesen, was ihnen Erwachsene an Erklärungen und Verhalten vermitteln. Erwachsene müssen sich dieser Verantwortung bewusst sein, um die Kleinen nicht mit unrealistischen Schilderungen zu belasten oder unbeabsichtigt Ängste zu erzeugen. Leider haben Kinder heute selten Gelegenheit, das Sterben mitzuerleben. Sie werden vom Tod eines Menschen häufig „ferngehalten", was den natürlichen Zugang zu Tod und Sterben erschwert.

Der Entwicklungspsychologe Jean Piaget untersuchte, welche Vorstellungen Kinder mit dem Begriff Leben verbinden. Zusammengefasst definiert er vier Stadien:

Stadium 1 (ca. 3–6 Jahre): Lebendig ist, was in irgendeiner Form aktiv oder nützlich ist. Eine Kerze ist dann lebendig, wenn sie brennt, weil sie hell macht.

Stadium 2 (ca. 6–8 Jahre): Lebendig ist, was sich bewegt. Der Unterschied zwischen belebten und unbelebten Dingen wird in diesem Alter deutlich: Der See ist dann lebendig, wenn er Wellen macht.

Stadium 3 (ca. 8–12 Jahre): Lebendig ist, was spontane Eigenbewegungen hat. Das Kind kann zwischen eigener und erhaltener Bewegung unterscheiden.

Stadium 4 (ca. ab 12 Jahre): Als lebendig gelten nur noch Pflanzen, Tiere und Menschen.

10.1.1 Todeskonzepte von Kindern

Kinder haben ihre eigenen Vorstellungen vom Tod, die sich mit dem Lebensalter entwickeln. Kinder gleichen Alters sind aber durchaus nicht alle auf dem selben Entwicklungsstand, da die Vorstellungen von Tod und Sterben durch zahlreiche Faktoren wie

- ▶ Erfahrungen, persönliche Erlebnisse mit Tod,
- ▶ Umwelteinflüsse wie Fernsehen (die Art der Filme haben erheblichen Einfluss),
- ▶ kulturelle, gesellschaftliche und familiäre Gepflogenheiten

beeinflusst und bestimmt werden.

Kinder bis fünf Jahre

Der Tod ist für Kleinkinder deshalb so schwer begreiflich, da ihre Vorstellung von Zeit nur sehr begrenzt ist. Kleine Kinder kennen nur die Gegenwart, nicht aber Vergangenheit oder Zukunft. Wie sollen sie also eine „ewige" Trennung erfassen oder sich vorstellen können, früher einmal nicht existiert zu haben und später einmal nicht mehr hier zu sein?

> **Kleinen Kindern fehlt aufgrund begrenzter Vorstellung von Zeit das Verständnis von:**
> - ▶ **Endlichkeit**
> - ▶ **Endgültigkeit**
> - ▶ **Unausweichlichkeit des Todes**

Für Kinder dieses Alters bedeutet der Tod emotional die Entbehrung oder den Entzug von Wichtigem. Sie setzen den Gedanken an Tod mit **Trennung** gleich. Das kann bei Kindern große Trennungsängste hervorrufen. So kann es beim Kind z. B. schmerzliche Gefühle verursachen, wenn die Mutter zur Arbeit geht.

Ungefähr mit vier Jahren nehmen Kinder den Tod wahr, allerdings mit der Einschränkung, dass Tod etwas ist, das ausschließlich anderen widerfährt. Der eigene Tod ist in diesem Alter in der Regel noch undenkbar. Die Vorstellung von Tod wird mit Schlaf, Dunkelheit, einer Reise oder auch Bewegungslosigkeit verbunden. Viele Kinder stellen sich das Tot-Sein wie ein Leben auf „Sparflamme" vor. Manche glauben, dass beerdigte Menschen im Sarg noch etwas spüren, noch atmen, sich ernähren oder noch wachsen können. Es ist deshalb wichtig, Kindern gegenüber zu betonen, dass der Tod dann eingetreten ist, wenn der Körper aufgehört hat zu funktionieren (C. Fleck-Bohaumilitzky 2003, S. 11–13).

Die erste Erfahrung mit Tod geschieht für viele Kinder über ein verstorbenes Tier oder den Verlust eines Stofftieres. Sie können dabei Trauergefühle empfinden.

Kinder ab fünf Jahren

Den Kindern ist bewusst, dass es Todesursachen gibt wie z. B. Krankheit oder Unfall. Sie glauben aber weiterhin nicht, selbst vom Tod irgendwann einmal betroffen zu sein. Es sind nur solche Menschen betroffen, die z. B. der Sensenmann „fangen" kann. Ihrer Vorstellung nach holt der Tod die bösen und ungehorsamen Menschen.

Ein Teil der Kinder personifiziert den Tod (als Engel, schwarzer Mann, als Skelett, Gerippe oder Knochenmann, als Komplize des Teufels oder als Sensenmann). Dieses Wesen kann sich unsichtbar machen, ist ganz leise, tanzt mit Geistern, hinterlässt Fußspuren, schickt Vorboten und tritt in Verbindung mit Dunkelheit und Nacht auf.

Die Kinder beginnen sich dafür zu interessieren, was aus den Toten wird. Sie haben zum Teil sehr konkrete Vorstellungen davon, die aber kaum mit Emotionen verbunden sind (z. B. Tote liegen im Sarg unter der Erde, können nicht mehr atmen und haben die Augen zu).

Mit dem Schulalter entwickelt sich langsam eine realistische Vorstellung vom Tod, die bereits mit Affekten verbunden ist. Das Zeitgefühl wird nun differenzierter und das Kind lernt den Tod als etwas Endgültiges zu akzeptieren.

Die meisten Acht- bis Neunjährigen haben erkannt, dass alle Menschen – sie selbst miteingeschlossen – einmal sterben werden und der Körper nach dem Tod zerfällt. Für viele Kinder ist das schwer annehmbar, weshalb viele an eine Seelenwanderung glauben.

10.1.2 Spezifisches Trauerverhalten von Kindern

Grundsätzlich ist zu respektieren, dass jeder Mensch anders trauert, auch Kinder. So kann es vorkommen, dass ein trauerndes Kind z. B. einen Witz macht oder sich „unangemessen" verhält, was von den Erwachsenen in dieser Situation als völlig unpassend empfunden wird. Setzt man nun diesen Witz in den Rahmen des individuellen Trauerausdrucks, so wird die Reaktion der Erwachsenen dem Kind gegenüber jedenfalls von mehr Verständnis zeugen und als Ausdruck von Trauer wahrgenommen. Das Trauern von Kindern zeichnet sich oft durch Sprunghaftigkeit aus. Sie können in einem Augenblick sehr traurig sein und im nächsten Moment wieder lachen.

Kinder drücken ihre Trauer nicht nur in Gesprächen mit Bezugspersonen, sondern häufig auch über das Spiel, mittels Zeichnungen oder Tagebuch aus. In ihren Zeichnungen finden sich häufig Symbole wie Schmetterlinge, Regenbögen, Blumen sowie die Darstellung von Jesus und Engeln. Trauer kann sich aber auch bei Kindern in Form von körperlichen Reaktionen zeigen.

Anregung

> **Was tun Sie, wenn Sie sehr traurig sind? Sprechen, schreiben oder malen Sie? Welche Aktivitäten helfen Ihnen noch?**

Deutliche Anzeichen, dass Kinder trauern

- Appetitlosigkeit
- unruhiger Schlaf, Schlaflosigkeit
- Rückzug
- plötzliche Gefühlsausbrüche (z. B. sich plötzlich aggressiv verhalten)
- Einnässen etc.: Grundsätzlich gehen viele Trauernde jeden Alters einen Schritt zurück in ihrer persönlichen Entwicklung. Unter Umständen übernimmt das Kind Verhaltensweisen, die nicht mehr „altersgerecht" sind. Es möchte im Bett der Eltern schlafen oder ist besonders anlehnungsbedürftig.

Gegenstände des oder der Verstorbenen

Gegenstände des oder der Verstorbenen können für das zurückgebliebene Kind eine wichtige Bedeutung für die Trauerverarbeitung haben. Der Umgang mit Fotos oder dem Lieblingskuscheltier des verstorbenen Geschwisters ist Ausdruck der Auseinandersetzung, in der ein wiederholtes Traurigsein das Voranschreiten des Trauerprozesses ermöglicht.

10.1.3 Schuldgefühle trauernder Kinder

Kinder fühlen sich sehr häufig in irgendeiner Form schuldig/mitverantwortlich am Tod eines nahen Angehörigen.

Die Begründung liegt darin, dass Kinder die Beziehung zwischen Ursache und Wirkung noch nicht verstehen. Sie setzen häufig sich und ihr

Verhalten zu Vorgängen in ihrer Umwelt in Beziehung. Sie denken, eine Trennung durch Tod sei die direkte Folge eines Fehlverhaltens ihrerseits und komme als Strafe über sie.

Gerade Geschwister haben eine sehr enge Bindung zueinander, weshalb sie sich besonders schuldig und mitverantwortlich für den Tod des Bruders/der Schwester fühlen. So ist es von größter Bedeutung, dem Kind immer wieder zu erklären, dass sein Verhalten nichts mit dem Tod dieses Menschen zu tun hat. Nicht selten denken Kinder, dass ein Streit zum Tod des Geschwisters geführt hätte. Dieses Missverständnis muss klar und offen ausgeräumt werden, indem betont wird, dass Streit etwas Normales ist und nicht den Tod des Geschwisters hervorrufen kann. Das Kind kommt sonst mit seinen Schuldgefühlen nicht zurecht. Kinder sind zudem kaum in der Lage, Schuldgefühle auszudrücken.

> Es ist immer daran zu denken, dass Kinder sich schuldig/mitverantwortlich am Tod eines Angehörigen fühlen. Dieser belastende Gedanke muss durch die wiederholte Bestätigung, dass der Tod nichts mit dem Kind zu tun hat, ausgeräumt werden.

Schuldgefühle können im Kind noch zusätzlich dadurch geweckt werden, dass Eltern oder andere Personen ständig Vergleiche zwischen dem lebendem und dem verstorbenen Kind ziehen. Im Kind entsteht dann der logische Gedanke: „Ich lebe noch, obwohl mein Bruder viel netter war." Das wirkt sich äußerst belastend auf das Selbst des Kindes aus. Es ist daher wichtig, dass Eltern dem Kind das unmissverständliche Gefühl geben, es genauso zu lieben wie das verstorbene Geschwister.

10.2 Unterstützende Maßnahmen zur Trauerbewältigung bei Kindern

Kinder sind in der Bewältigung ihrer Trauer auf die Hilfe von Erwachsenen angewiesen und erleben die Trauerreaktionen ihrer Umwelt mit.

10.2.1 Offener und ehrlicher Umgang

Grundsätzlich kann gesagt werden, dass es für die Trauerverarbeitung eines Kindes von Vorteil ist, wenn eine offene und ehrliche Gesprächssituation herrscht. Aus der Idee heraus, das Kind sei zu klein, um den Tod zu verstehen, meinen manche Erwachsene, das Kind vor der Realität des Todes schützen zu müssen, um es nicht mit etwas zu belasten, das es „nicht verstehen kann".

Gesprächsbereitschaft und für das Kind da sein

Kinder brauchen, so wie Erwachsene auch, ein soziales Netz, das sie stärkt und auffängt. Sie benötigen in dieser Zeit ganz besonders viel Aufmerksamkeit, Zuwendung, Geduld sowie das Ernstnehmen ihrer Gefühle, um Trauerarbeit leisten zu können.

Durch einen Todesfall in der Familie passiert es aber nicht selten, dass es den Erwachsenen nur eingeschränkt gelingt, in der natürlichen Selbstbezogenheit ihrer Trauer die Ängste, Fragen und Schuldgefühle der Kinder wahrzunehmen und auf sie einzugehen (vgl. Goldmann-Posch 1990). Trauernde Kinder fühlen sich dann verstanden, wenn auch ihr Verlust als schwer und einzigartig erkannt wird.

Besonders beim Tod eines Geschwisters kann es vorkommen, dass das zurückgebliebene Geschwister sich nicht nur mit dem Verlust des Bruders oder der Schwester auseinander setzen muss, sondern es auch die Eltern in tiefer Trauer erlebt. So kann es geschehen, dass das trauernde Geschwister auf sich selbst gestellt ist und mit seinen Gefühlen und Fantasien alleine zurechtkommen muss. Wichtig ist in diesem Fall eine für das Kind wichtige Bezugsperson, z. B. eine Tante, die für das Kind da ist, es auffängt und ein offenes Ohr hat.

Beispiel aus dem Hospiz Innsbruck:

__Bei uns hat es sich ganz gut bewährt, wenn jemand aus dem Team sich ausschließlich um die Kinder kümmert.

__Manchmal ist es für die Kinder einfacher, mit jemandem zu sprechen, der nicht zur Familie gehört. Verwandte oder Freunde der Familie sollten ein Gespräch zumindest anbieten.

Altersgerechte Informationen

Kinder brauchen Informationen, die an ihr Alter angepasst sind, sowie ehrliche Antworten auf ihre Fragen. Mit dem Argument „das verstehst du noch nicht" nimmt man dem Kind die Möglichkeit, den Verlust zu verarbeiten. Dazu muss man aber wissen, was das Kind über den Tod denkt, was es sich darunter vorstellt (→ Kap. 10.1.1, Todeskonzepte von Kindern). Das Totschweigen und Erzählen von Unwahrheiten verstärkt die Angst und das Gefühl, dass der Tod etwas Schlimmes ist, worüber man nicht spricht. Das Kind wird damit in seiner Trauer und mit seinen Fragen und Fantasien allein zurückgelassen. Kinder können Trauer aber weitaus besser ertragen als Isolierung.

Es liegt in der Natur der Kinder, alles ganz genau wissen zu wollen. Für Erwachsene kann es auch eine Entlastung bedeuten, sich von dem unsinnigen Gedanken zu befreien, auf jede Frage eine Antwort parat haben zu müssen! Man darf Kindern gegenüber ruhig zugeben, dass es Fragen gibt, die die Menschheit seit Anbeginn beschäftigen und die für das menschliche Hirn mit seinem begrenzten Verstand nicht zur Gänze fassbar sind.

Unrealistische Formulierungen

Häufig wird auf unglückliche Formulierungen ausgewichen, die für ein realistisches Bild von Tod und Sterben ganz und gar nicht förderlich sind. Die Erklärung: „Die Omi ist eingeschlafen" kann für das Kind bedeuten, dass es künftig Angst vor dem Einschlafen hat. „Die Omi ist an einem besseren Ort" kann im Kind Sehnsüchte erwecken, auch an diesem Ort sein zu wollen. Prinzipiell sollen nur solche Erklärungen verwendet werden, auf die später aufgebaut werden kann.

Trauer spüren und ausdrücken dürfen

Für Kinder ist es wichtig zu erleben, dass es normal ist zu trauern und dass sie ihren Kummer und ihre Trauer mit der Familie teilen dürfen. Je offener Gefühle in einer Familie gezeigt werden, desto leichter ist es auch für das Kind, Trauer, Schmerz und Aggression auszudrücken. Kinder spüren ohnehin sehr genau, wenn Erwachsene traurig sind. Es kann auch in weiterer Folge entlastend sein, wenn das Kind sieht, dass Eltern auch einmal lachen und für kurze Momente den Schmerz vergessen können.

10.2.2 Abschied nehmen und Trauerrituale miterleben dürfen

Sehr häufig werden Kinder aus Angst vor „unnötiger" Belastung von wichtigen Trauerritualen ferngehalten.

Am Begräbnis teilnehmen

Kinder sollen nicht prinzipiell von der Teilnahme am Begräbnis ausgeschlossen werden. Kein Kind soll gezwungen werden, am Begräbnis teilzunehmen, noch soll es ihm verwehrt werden. Es ist auf jeden Fall notwendig, mit dem Kind den Ablauf eines Begräbnisses vorher zu besprechen und zu schildern, was es dabei erleben wird (z. B. viele schwarz gekleidete Menschen, die traurig sind und weinen). Wichtig ist auch zu erwähnen, dass der Sarg in die Erde gelassen wird. Zur Begleitung des Kindes ist eine Vertrauensperson hilfreich, die selbst nicht so sehr von der eigenen Trauer betroffen ist. Es kann damit gewährleistet werden, dass das Kind eine ständige Begleitung erfährt und jederzeit Fragen stellen kann. Manchmal möchten sich Kinder auch aktiv am Begräbnis beteiligen, indem sie Bilder malen und ins Grab mitgeben (vgl. Fleck-Bohaumilitzky 2003, S. 56–57).

Eltern wollen aus Sorge ihren Kindern ein Begräbnis oft nicht zumuten. Das Begräbnis eines Familienmitgliedes ist jedoch ein Ritual, das die ganze Familie betrifft, und die Kinder sollten davon nicht ausgeschlossen werden. Sie wollen teilhaben und sie haben auch ein Recht darauf, bei einem so wesentlichen Familienereignis dabei zu sein. Die Erfahrung zeigt, dass Kinder sehr gut damit umgehen können, wenn sie eine Vertrauensperson an ihrer Seite haben, die ihre Fragen beantwortet. Letztlich ist es auch nicht möglich, die Kinder vor den „Stürmen des Lebens" zu bewahren (vgl. Kübler-Ross 2000).

Den toten Menschen sehen und berühren

Kindern wird oft vorenthalten, den Verstorbenen noch einmal zu sehen, ihn berühren zu dürfen. Es wird ihnen damit die Chance genommen, im vollen Sinne zu begreifen, dass der Mensch jetzt tatsächlich „anders" – eben tot – ist. Es wird ihnen damit auch unmöglich gemacht, sich auf ihre Art und Weise von dem Verstorbenen zu verabschieden. Dieser Abschied kann nicht nachgeholt werden.

> Das Bild eines toten Menschen ist für ein Kind etwas sehr Wichtiges, das es in Erinnerung behalten sollte – um so auch den Gegensatz von Tod und Leben wahrzunehmen. Der Anblick des Toten ist für ein Kind nichts Erschreckendes, nichts, das ihm Angst einflößen könnte, und nichts, das ihm vorenthalten werden darf. Kinder gehen ganz natürlich mit dem Tod um, wenn ... Erwachsene den Verstorbenen nicht als etwas Grauenhaftes sehen, etwas, vor dem man Angst haben muss.
>
> (C. Fleck-Bohaumilitzky 2003, S. 56)

Hier könnten Pflegepersonen die Eltern dazu ermutigen, den Kindern die Möglichkeit eines Abschiednehmens zu geben.

Sicherheit durch konstante Umgebung

Für Kinder ist es wichtig, dass sie nach dem Tod einer nahe stehenden Person eine vertraute und berechenbare Umgebung vorfinden. Gewohntes soll beibehalten werden, da Kindern eine Alltagsroutine viel Sicherheit vermitteln kann. Bei Veränderungen der Umwelt besteht die Gefahr, das Kind durch zu viele Reize zu überfordern.

Manche Kinder wollen nicht mehr alleine bleiben und haben Angst, dass ihnen oder den Eltern ebenfalls etwas zustoßen könnte.

10.3 Unheilbar kranke Kinder

Beinahe alle diese Kinder haben eine Ahnung von ihrer lebensbedrohlichen Situation, unabhängig davon, ob sie darüber aufgeklärt wurden oder nicht (vgl. C. Bessler 1996). E. Kübler-Ross spricht in diesem Zusammenhang von einem „inneren, spirituellen, intuitiven Quadranten" der Kinder. Sie reifen in der Regel wesentlich schneller als gesunde Kinder ihres Alters. Viele haben auch den Tod von FreundInnen durch unzählige Krankenhausaufenthalte miterlebt, was sie häufig sehr beschäftigt und Trauer in ihnen auslöst.

Kleinere Kinder erleben ihre Krankheit oft als Strafe und sie werden von Schuldgefühlen geplagt. Sie versuchen durch Zaubersprüche, magische Versprechungen und Wohlverhalten das Fortschreiten ihrer Krankheit zu beeinflussen. Tritt keine Besserung ein, empfinden sie große Wut darüber, die sie wiederum als Grund für das weitere Voranschreiten der Krankheit verantwortlich machen (vgl. C. Bessler 1996). Da Kinder über ihren Tod Bescheid wissen, benötigen sie ein offenes Gespräch mit ihnen sehr vertrauten Menschen, um einen völligen Rückzug und eine totale Isolation zu verhindern. Es finden sich in der Literatur unzählige Beispiele dafür, dass Kinder ihre momentanen und zukünftigen Ängste und ihr Wissen über Zeichnungen oder das Verfassen von Märchen und Geschichten einzigartig ausdrücken können.

Lebensbedrohlich erkrankte Kinder spüren die Traurigkeit ihrer Eltern und nahe stehender Personen sehr deutlich, weshalb sie oft bemüht sind, diese Personen zu schonen. Sie wechseln oft rasch ihre Stimmungslage und ihr Verhalten (Wut, Angst, Weinen). Häufige Reaktionsformen sind die aggressive Abwehr oder der Rückzug/Schweigen. Manche Kinder verhalten sich auch aggressiv, um leichter Abschied nehmen zu können.

> **Kinder sind in ihrer Trauerverarbeitung abhängig von den Erwachsenen. Sie benötigen ehrliche und altersentsprechende Informationen, um mit dem Thema Tod umgehen zu können. Kinder zeigen ihre Trauer ebenso wie Erwachsene sehr individuell, wobei ihr Trauerausdruck eher spontan und sprunghaft ist. Kinder belasten sich häufig mit dem Gedanken, am Tod einer Person mitverantwortlich zu sein. Zum Verarbeiten von Verlusten benötigen sie eine Vertrauensperson, die zuhört, gesprächsbereit und da ist.**

Zusammenfassung

1. Wie stellen sich kleine Kinder den Tod vor?
2. Was sind Anzeichen dafür, dass ein Kind trauert?
3. Warum fühlen sich Kinder oft schuldig am Tod einer Bezugsperson? Wie reagiert man darauf richtig?
4. Welche Gefahren ergeben sich für ein Kind, wenn sein Geschwister stirbt?

Fragen zur Wissensüberprüfung

5. Wie kann ein Kind auf ein bevorstehendes Begräbnis vorbereitet werden?
6. Warum ist es für Kinder wichtig, sich von dem oder der Verstorbenen verabschieden zu können?
7. Was kann hinter einem zornig/aggressiven Verhalten speziell bei lebensbedrohlich erkrankten Kindern stehen?

Literatur

C. Bessler (1996) in P. Fässler-Weibel: Wenn Kinder sterben. Paulusverlag, Freiburg/Schweiz.

T. Brocher (1985): Wenn Kinder trauern. Rowohlt, Reinbek bei Hamburg.

D. Bürgin (1981): Das Kind, die lebensbedrohende Krankheit und der Tod. Bern.

P. Fässler-Weibel (1996): Wenn Kinder sterben. Paulusverlag, Freiburg/Schweiz.

C. Fleck-Bohaumilitzky (2003): Wenn Kinder trauern. Ratgeber Erziehung. Südwest-Verlag, München.

U. Goldmann-Posch (1988): Wenn Mütter trauern. Erinnerungen an das verlorene Kind. Kindler Verlag, München.

E. A. Grollmann (1991): Mit Kindern über den Tod sprechen. Ein Ratgeber für Eltern. Christliche Verlagsanstalt, Konstanz.

E. Kübler-Ross (2000): Kinder und Tod. Knaur-Verlag, München.

M. Leist (1987): Kinder begegnen dem Tod. Verlagshaus Gerd Mohn, Gütersloh.

J. Piaget (1978): Das Weltbild des Kindes. Stuttgart.

Kinderbücher zum Thema Sterben und Tod

J. Bauer (2001): Opas Engel. Carlsen Verlag, Hamburg.

H. Ellermann (1992): Der rote Faden. Lappan Verlag, Oldenburg.

A. Fried und J. Gleich (1997): Hat Opa einen Anzug an? Carl Hanser Verlag, München.

W. Oyen und M. Kaldhol (1987): Abschied von Rune. Ellermann Verlag, München.

H. Saalfrank und E. Goede (1998): Abschied von der kleinen Raupe. Echter Verlag, Würzburg.

R. Schindler (1981): Pele und das neue Leben. Eine Geschichte von Tod und Leben. Kaufmann Verlag, Lahr.

A. Sommer-Bodenburg und T.T. Khing (1989): Julia bei den Lebenslichtern. Bertelsmann Verlag, München.

P. Verrept (2000): Du fehlst mir. Gabriel Verlag, Wien.

Für ältere Kinder

P. Stalfelt (2001): Und was kommt dann. Das Kinderbuch vom Tod. Moritz Verlag, Frankfurt.

http://www.elternimnetz.de/cms/paracms.php?site_id=5&page_id=286#3

11 Sterbehilfe

Lernziele

Nach dem Studium dieses Kapitels sollten Sie ...

... die drei Formen von Sterbehilfe unterscheiden können.

... wissen, dass aktive Sterbehilfe in Österreich gesetzlich verboten ist.

... die Einstellung und Position der Pflege zur Sterbehilfe kennen.

... Sinn und Zweck einer Patientenverfügung kennen.

... wissen, wie eine Patientenverfügung grundsätzlich formuliert sein soll.

Der technische Fortschritt unserer Zeit macht auch in der Medizin sehr viel möglich. Eng verbunden mit diesen Möglichkeiten zeichnen sich dadurch auf der anderen Seite nicht unerhebliche Problemfelder ab. Man ist heute in der Lage, das Sterben durch medizinische Behandlung lange Zeit hinauszuzögern, und es ist dabei schwer abzuschätzen, ob man den betreffenden PatientInnen damit nicht mehr Schaden als Nutzen zufügt.

In der Sterbehilfe werden drei Formen unterschieden:

- ▶ passive Sterbehilfe
- ▶ aktive, indirekte Sterbehilfe
- ▶ aktive, direkte Sterbehilfe

11.1 Die verschiedenen Formen der Sterbehilfe

11.1.1 Passive Sterbehilfe

Es ist die Entscheidung des Arztes bzw. der Ärztin, bei einem sterbenden, nicht autonomen Menschen

- ▶ entweder auf eine sterbensverlängernde Therapie zu verzichten (z. B. auftretende Komplikationen nicht zu behandeln) oder
- ▶ eine bereits begonnene sterbensverlängernde Therapie zu unterbrechen (z. B. durch Absetzen diverser Medikamente, durch teilweise oder vollständige Reduktion der Flüssigkeitssubstitution, durch den Abbruch einer Dialyse, die Abschaltung eines Beatmungsgerätes).

📖 **Substitution** = Ersatz

Die passive Sterbehilfe hat zum Ziel, einem schwerkranken, sterbenden Menschen die Möglichkeit zu geben, an seiner Krankheit zu sterben – ihn sterben zu lassen. Die ethische Grundlage der passiven Sterbehilfe ist der Respekt vor dem Leben und dem Sterben des Patienten bzw. der Patientin (vgl. Husebö u. Klaschik 2003, S. 59).

In Österreich ist die passive Sterbehilfe erlaubt.

Der mutmaßliche Wille des oder der Sterbenden

Der Arzt bzw. die Ärztin muss bei der Entscheidung, passive Sterbehilfe durchzuführen, den mutmaßlichen Willen des oder der Betroffenen berücksichtigen:

Wenn sich der oder die Betreffende selbst zu seiner/ihrer Situation nicht äußern kann, muss man versuchen herauszufinden, wie er oder sie in dieser Situation vermutlich entscheiden würde. Vor allem frühere mündliche oder schriftliche Äußerungen (siehe Patientenverfügung!), religiöse Überzeugungen, sonstige persönlichen Wertvorstellungen oder das Erleiden von Schmerzen sind wesentliche Faktoren zur Ermittlung des mutmaßlichen Willens.

Lassen sich bei der sorgfältigen Prüfung keine oder nur unzureichende Hinweise für die Feststellung des individuellen, mutmaßlichen Willens des oder der Kranken finden, bleibt nur noch das Zurückgreifen auf Kriterien, die allgemeinen Wertvorstellungen entsprechen, die natürlich keineswegs für die einzelne Person gelten müssen.

Im Zweifelsfall hat immer der Schutz des menschlichen Lebens Vorrang vor persönlichen Überlegungen der ÄrztInnen, Angehörigen oder anderer Personen.

11.1.2 Aktive, indirekte Sterbehilfe

Die indirekte aktive Sterbehilfe umfasst therapeutische Maßnahmen im Bereich der Symptomkontrolle, die den Sterbeprozess für die PatientInnen erleichtern. Aufgrund der Nebenwirkungen dieser Maßnahmen wird eine eventuelle Lebensverkürzung in Kauf genommen (vgl. Arndt 2002, S. 34).

In Österreich ist die aktive, indirekte Sterbehilfe erlaubt, wenn diese dem mutmaßlichen Willen des Patienten bzw. der Patientin entspricht und eine Lebensverkürzung nicht das Ziel der Handlung ist.

11.1.3 Aktive, direkte Sterbehilfe

Aktive, direkte Sterbehilfe ist das aktive, bewusste ärztliche Eingreifen zur Beendigung des Lebens auf ausdrücklichen Wunsch des Patienten oder der Patientin. Ziel der Handlung ist es, den schnellen Tod herbeizuführen – den Menschen zu töten. Das Sterben wird also durch einen aktive, nicht gebotene medizinischen Handlung gezielt verkürzt oder beendet (Arndt 2002, S. 34).

In der medizinischen Fachliteratur werden die Begriffe aktive Sterbehilfe und **Euthanasie** meistens dann verwendet, wenn das Leben von Schwerkranken durch Medikamenteninjektionen in tödlicher Dosierung vom Arzt oder der Ärztin beendet wird (vgl. Husebö u. Klaschik 2003, S. 73).

Zur näheren Auseinandersetzung mit dem Thema Euthanasie ist es notwendig, die damit verknüpften geschichtlichen Ereignisse zu betrachten. „Euthanasie" hatte in der Zeit des Nationalsozialismus schwerste Verbrechen an der Menschheit zur Folge. Tausende Menschen wurden unter dem Deckmantel der „Euthanasie" ermordet.

Die Menschen hatten in der Zeit des Nationalsozialismus nur dann ein Recht auf Leben, wenn sie in der Lage waren, produktiv dem „Volkswohl" zu dienen. Die „Freigabe und Vernichtung lebensunwerten Lebens" hatte zur Folge, dass u. a. geisteskranke und -schwache Menschen oder auch Menschen mit körperlicher Behinderung als „Ballast- und Randexistenzen", als „negative Elemente" oder als „leere Menschenhülsen" bezeichnet wurden. Ihre Vernichtung wurde nicht als Mord, sondern als „Säuberungsaktion" bezeichnet (vgl. Arndt 2002, S. 32). Gerade dieser Ausdruck zeigt sehr deutlich die grausame und totale Aberkennung des Wertes und der Würde als Mensch einer bestimmten Personengruppe.

> **Euthanasie**, von griech. „thanatos" = der Tod und „eu" = gut. Euthanasie bedeutet wörtlich einen guten (leichten, schönen) Tod haben.

11.1.4 Die gesetzliche Lage

Strafdelikte „Aktive Euthanasie" in Österreich

In Österreich (so wie in den meisten anderen Ländern Europas) ist die aktive Sterbehilfe strafbar. Das stützt sich auf folgende gesetzliche Regelung:

§77 StGb „Töten auf Verlangen"

▶ einen anderen auf dessen ernstliches, eindringliches Verlangen töten
▶ Strafandrohung: 6 Monate bis 5 Jahre

§78 StGb „Mitwirkung am Selbstmord"

▶ einem anderen dabei zu helfen oder ihn dazu zu verleiten, sich selbst zu töten
▶ Strafandrohung: 6 Monate bis 5 Jahre

Aktive Sterbehilfe in Holland

1973 wurden in der holländischen Rechtssprechung enge Kriterien definiert, nach denen ÄrztInnen bei geleisteter Sterbehilfe straflos bleiben konnten. 1994 wurden – bei strafrechtlichem Verbot der Sterbehilfe – „Sorgfaltskriterien" benannt, bei deren Einhaltung die Staatsanwaltschaft auf strafrechtliche Ermittlungen verzichtet (vgl. Neuer-Miebach in Student et al 2004, S. 128).

Seit April 2002 besteht in Holland das „Gesetz zur Überprüfung bei Lebensbeendigung auf Verlangen und bei der Hilfe der Selbsttötung", das die aktive Sterbehilfe unter bestimmten Auflagen straffrei bleibt. Auch in Belgien wurde 2002 ein Gesetz erlassen, nach dem die aktive Sterbehilfe unter bestimmten Bedingungen nicht strafrechtlich verfolgt wird.

11.1.5 Haltung der Hospizbewegung zur aktiven Sterbehilfe

Diese aktive Sterbehilfe wird im Hospizbereich aus mehreren Überlegungen abgelehnt (vgl. Student et al 2004, S. 127–128):

- ▶ **religiöse Betrachtung:** Einen Menschen nicht zu töten stellt ein allgemein gültiges Gesetz der Religionen dar.
- ▶ **rationale Betrachtung:** Irrtümer sind nie auszuschließen. Der Tötungswunsch ist umkehrbar, die Tötung hingegen ist irreversibel.
- ▶ **sozialpsychologische Betrachtung:** Es besteht die Gefahr einer Manipulation des Tötungswunsches (Gruppendruck, Kostendruck). Es kann eine Verpflichtung des kranken und hilfsbedürftigen Menschen entstehen, sein Leben und damit die Belastung für andere zu beenden.
- ▶ **soziologische Betrachtung:** Es besteht die Befürchtung, dass die gesellschaftliche Hemmschwelle zu töten abgesenkt wird sowie allgemein Leben als „lebenswert" oder „nicht lebenswert" bewertet wird.
- ▶ **professionelle Betrachtung:** Die Grundlage der Gesundheitsberufe basiert darauf, die PatientInnen lebensdienlich zu unterstützen.

Beispiel:

Vielleicht empfindet ein 90-jähriger Mann, sein Leben sei wertlos, weil:
- ihm von der Gesellschaft gesagt wird: „Du kannst zum Staat nichts mehr beitragen. Du bist eine finanzielle Last für uns. Wir haben keine Aufgaben für dich und brauchen dich nicht mehr."
- ihm von der Familie gesagt wird: „Wir haben keine Zeit für dich. Du behinderst unsere Freiheit und stehst unserem beruflichen Weiterkommen im Weg. Du erfüllst für uns keine Aufgabe mehr."
- ihm von der Statistik gesagt wird: „Du hast dein zu erwartendes Durchschnittsalter bereits überschritten."
- sich im Pflegeheim niemand wirklich für diesen Menschen interessiert.

Diese Liste ließe sich endlos ergänzen. Es soll damit aufzeigt werden, wie leicht sich jemand allein durch die ideelle Haltung einer Gesellschaft dazu genötigt fühlen kann, sein Leben als wertlos und als für andere belastend zu betrachten.

> Das vorrangige Bemühen der Hospizbewegung ist es, das Verlangen eines Patienten oder einer Patientin nach aktiver Sterbehilfe durch eine bestmögliche Begleitung ihrerseits in der letzten Lebensphase, einschließlich einer optimalen Schmerztherapie, zu verringern (vgl. Student et al 2004, S. 128).

Es ist auch eine Erfahrung in den Hospizen und an Palliativstationen, dass der Wunsch nach Euthanasie kein relevantes Thema ist.

Voraussetzungen dafür sind eine exzellente Schmerztherapie und die effektive Linderung belastender Symptome.

Wichtige Aspekte für Pflegepersonen in Zusammenhang mit der Sterbehilfe

Pflegepersonen werden in die Entscheidungsfindung einer passiven oder indirekten aktiven Sterbehilfe miteinbezogen, was für sie ein Mitverantwortlich-Sein für die jeweilige Entscheidung bedingt. Die Tatsache, stellvertretend für den Patienten oder die Patientin sprechen zu müssen, wodurch sich weitreichende Konsequenzen für ihn oder sie ergeben, ist und bleibt eine verantwortungsvolle Aufgabe, bei der eine Restunsicherheit nicht zu vermeiden ist. Gute Absprachen im eigenen Team und interdisziplinär sowie Erfahrungen in der ethischen Entscheidungsfindung können dabei eine wertvolle Hilfe sein.

Andererseits kann es eine große Belastung für Pflegepersonen sein, das Leid von PatientInnen mitansehen zu müssen. In diesem Punkt gilt es aber immer zu hinterfragen, für wen etwas unerträglich und nicht mehr lebenswert ist. Für den betroffenen Menschen selbst, für die Angehörigen oder die Pflegepersonen? Können wir davon ausgehen, dass der oder die Betroffene so spürt und denkt wie wir?

Was uns Pflegepersonen in jedem Fall bleibt, ist, ein optimales Pflegeangebot (mit Herz und Feingespür) für sterbende Menschen zu bieten, um ihnen einen möglichst hohen Grad an Wohlbefinden und Lebensqualität in ihrem letzten Lebensabschnitt zu ermöglichen. Gerade die Palliative Care hat sich dieses Ziel gesetzt und zeigt damit, wie viel Wert der sterbende Mensch für sie hat. „Der Wert, den ein Mensch seinem Leben beimisst, hängt entscheidend von dem Wert ab, den andere seinem Leben beimessen" (Husebö 2003, S. 107).

Wenn ein Patient oder eine Patientin nach „der Spritze" fragt, damit alles vorbei ist, dann ist es unsere Pflicht zu fragen, was das Hauptproblem für ihn oder sie ist. Was lässt um eine Beendigung des Lebens fragen, was ist so unerträglich? Hier gilt es anzusetzen: dieses „Unerträgliche" zu verändern!

11.2 Die Patientenverfügung (Willenserklärung)

Für Patientenverfügung wird auch der Begriff Patiententestament verwendet. Das ist aber missverständlich, da sich ein Testament im eigentlichen Sinn nur auf die Wünsche/Handlungen nach dem Tod bezieht.

Eine Patientenverfügung soll Menschen die Möglichkeit geben, vorausverfügend für den Fall einer Handlungs- und Entscheidungsunfähigkeit ihren persönlichen Willen zu dokumentieren und damit ihr Recht auf Selbstbestimmung wahrzunehmen. Dabei werden Wünsche hinsichtlich bestimmter Behandlungsmaßnahmen im Rahmen der Gesundheitsversorgung (z. B. keine lebenserhaltenden Maßnahmen, Einsetzen von schmerzlindernden Medikamenten unter Inkaufnahme einer eventuellen Verkürzung des Lebens etc.) festgehalten, um damit ein langes Leiden bzw. ein verlängertes Sterben ausschließen zu können.

> Die Patientenverfügung beschreibt eine konkrete Lebenseinstellung zum eigenen Sterben und beinhaltet die Bitte an den Arzt, die Behandlungsentscheidungen in diesem Sinne zu treffen.
>
> (Dachverband Hospiz Österreich 2002, S. 4)

Gründe für das Verfassen von Patientenverfügungen

- ▶ Eine Krankheit, die voraussichtlich zum Tode führt: Meist bestehen konkrete Ängste und Wünsche aufgrund der Auseinandersetzung mit der Krankheit (z. B. Angst ersticken zu müssen bei einem diagnostizierten Bronchuskarzinom).
- ▶ Allgemeine Angst vor der rasanten medizintechnologischen Entwicklung: Es besteht die Befürchtung, dass das Sterben über ein vertretbares, menschenwürdiges Maß hinaus durch medizintechnische Maßnahmen verlängert wird.
- ▶ Es kann der Wunsch bestehen, das Eingreifen von Angehörigen hinsichtlich des weiteren Behandlungsverlaufs bei eigener Handlungsunfähigkeit zu verhindern.

11.2.1 Inhalt und Umgang mit einer Patientenverfügung

Eine Patientenverfügung kann frei verfasst werden oder man bedient sich eines Formulars. In Österreich hat die Hospizbewegung eine Patientenverfügung (Willenserklärung) erstellt, die alle inhaltlichen Kriterien erfüllt.

- ▶ Es soll eine intensive Auseinandersetzung mit dem eigenen Tod und Sterben deutlich werden. Die eigene Weltanschauung und die persönlichen Werte sollten ebenfalls kurz dargestellt werden.
- ▶ Der Inhalt darf nicht zu allgemein gehalten sein, sondern soll konkrete Handlungsanweisungen für konkrete Situationen geben. Es soll

dabei deutlich werden, dass sich der oder die Betreffende der Tragweite der Entscheidung bewusst ist.

▶ Die Abfassung soll mit Vertrauenspersonen und den behandelnden Ärzten besprochen werden. Regelmäßige Gespräche mit diesen Personen über die persönlichen Behandlungswünsche können die Absicht zusätzlich verdeutlichen. Man kann in dieser Verfügung auch Vertrauenspersonen angeben, die die Interessen des Patienten bzw. der Patientin vertreten sollen, wenn er/sie dazu nicht mehr in der Lage ist. Sie sind dann AnsprechpartnerInnen für den Arzt oder die Ärztin.

▶ Die Verfügung soll leicht zugänglich sein, d. h. der oder die Betreffende soll sie in der Ausweis- oder Geldtasche bei sich tragen und weitere Exemplare (z. B. beim Hausarzt oder der Hausärztin, bei Vertrauenspersonen) hinterlegen.

▶ Es ist empfehlenswert, die Patientenverfügung regelmäßig (einmal jährlich) zu bestätigen, damit die Aktualität der Anliegen offensichtlich bleibt. Die Patientenverfügung kann jederzeit widerrufen oder verändert werden.

▶ Die Patientenverfügung ist auch in der Patientendokumentationsmappe gut sichtbar aufzubewahren und im interdisziplinären Team sollen alle Personen darüber informiert sein!

Die Patientenverfügung muss als Entscheidungshilfe für die behandelnden Ärzte gesehen werden, wenn es darum geht, lebenserhaltende Maßnahmen zu beginnen oder fortzuführen.

Der praktische Umgang mit Patientenverfügungen ist jedoch nicht konfliktfrei. Vor allem folgende Situationen erweisen sich u. a. als problematisch:

▶ wenn die aktuelle Situation von der Patientenverfügung nicht erfasst wurde und sich kein dahingehender Hinweis findet.

▶ wenn vermutet wird, dass sich die Einstellung des oder der Betreffenden zu Tod und Sterben nach Erstellung der Verfügung geändert haben könnte.

▶ wenn vermutet wird, dass der oder die Betreffende sich zum Zeitpunkt der Erstellung der Verfügung diese Situation gar nicht vorstellen konnte.

Zusammenfassung

In Österreich wie auch in den meisten anderen europäischen Ländern ist das gezielte Töten eines Menschen auf dessen ausdrücklichen Wunsch hin durch ärztliches Eingreifen verboten. Die Palliative Care konzentriert sich darauf, die Betreuung für die betreffenden Menschen möglichst so zu gestalten, dass

> dem festen Wunsch nach aktiver Tötung entgegengewirkt werden kann.
>
> Die Patientenverfügung ist ein wichtiges Instrument dafür, den mutmaßlichen Willen eines Menschen im Falle einer Handlungs- und Entscheidungsunfähigkeit zu ermitteln.

Fragen zur Wissensüberprüfung

1. Welche drei Arten von Sterbehilfe werden unterschieden? Wie lautet die gesetzliche Regelung in Österreich?
2. In welchen europäischen Ländern ist die aktive Sterbehilfe unter bestimmten Bedingungen legal?
3. Wie können Pflegende dazu beitragen, den Wunsch nach Sterbehilfe möglichst gering zu halten?
4. Was ist Inhalt einer Patientenverfügung und was können Sie hinsichtlich der Handhabung empfehlen?

Literatur

M. Arndt (2002): Pflege bei Sterbenden, Schlütersche Verlag, Hannover.
Dachverband HOSPIZ Österreich (2002): Patientenverfügung. Willenserklärung. 4. Auflage. Broschüre. Hans Egger Druckerei, Imst.
A. van Schayck (2000): Ethisch handeln und entscheiden. Spielräume von Pflegenden und die Selbstbestimmung des Patienten. Kohlhammer Verlag, Stuttgart, Berlin, Köln.
J. C. Student et al (2004): Soziale Arbeit in Hospiz und Palliative Care. Reinhardt Verlag, München.

Literatur

Arndt M. (2002): Pflege bei Sterbenden, Schlütersche Verlag, Hannover.

Aßmann C. (1996): Pflegeleitfaden. Alternative und komplementäre Methoden. Urban & Schwarzenberg Verlag, München, Wien, Baltimore.

Aulbert E., Zech D. (1997): Lehrbuch der Palliativmedizin. Schattauer Verlag, Stuttgart.

Barloewen C. (2000): Der Tod in den Weltkulturen und Weltreligionen. Insel Verlag, Frankfurt.

Bernatzky G. (2001) in: Skriptum zum Salzburger Schmerzpraktikum.

Bernatzky G. et al (2001): Schmerzbehandlung in der Palliativmedizin. Hospiz-Bewegung Salzburg Broschüre. Huttegger Druckerei Salzburg.

Bessler C. (1996) in P. Fässler-Weibel: Wenn Kinder sterben. Paulusverlag, Freiburg/Schweiz.

Birkenbihl V. F. (2003): Kommunikationstraining. Zwischenmenschliche Beziehungen erfolgreich gestalten. 24. Auflage. MVG Verlag, München.

Biser E., Hahn F., Langer M. u.a. (Hg.) (1999): Der Glaube der Christen. Bd. I: Ein ökumenisches Handbuch, bes. S.926–1082. Pattloch, München und Stuttgart.

Böker M. et al in Pleschberger S. et al (2002): Palliativpflege. Grundlagen für Theorie und Praxis. Facultas Verlag, Wien.

Boss N. (1999): Roche Medizin Lexikon Medizin, 4. Auflage. Urban & Fischer Verlag, München.

Brocher T. (1985): Wenn Kinder trauern. Rowohlt, Reinbek bei Hamburg.

Bürgin D. (1981): Das Kind, die lebensbedrohende Krankheit und der Tod. Bern.

Canacakis J. (2001): Ich sehe deine Tränen. Trauern, klagen, leben können. Kreuz Verlag, Stuttgart.

Dachverband HOSPIZ Österreich (2002): Patientenverfügung. Willenserklärung. 4. Auflage. Broschüre. Hans Egger Druckerei, Imst.

Diderich A. (2003): Das Loch in das ich fiel, wurde zur Quelle aus der ich lebe. Katholische Fachhochschule Mainz.

Doll U. und E.: Patienten mit Krebs, Information und emotionale Unterstützung. Deutsches Ärzteblatt, Jg. 97, Heft 46.

Domenig D. (2001): „Professionelle transkulturelle Pflege". Huber Verlag, Bern.

Fässler-Weibel P. (1996): Wenn Kinder sterben. Paulusverlag, Freiburg/Schweiz.

Fässler-Weibel P. (2001): Nahe sein in schwerer Zeit. Zur Begleitung von Angehörigen Sterbender. Paulusverlag, Freiburg/Schweiz.

Feichtner A. in Metz C. et al (2002): Balsam für Leib und Seele. Lambertus Verlag, Freiburg.

Fleck-Bohaumilitzky C. (2003): Wenn Kinder trauern. Ratgeber Erziehung. Südwest-Verlag, München.

Fürstler G. und Hausmann C. (2000): Psychologie und Sozialwissenschaft für Pflegeberufe. 2. Klinische Psychologie, Behinderung, Soziologie. Facultas Verlag, Wien.

Georg J. und Frowein M. (1999): Pflegelexikon. Ullstein Mosby Verlag, Wiesbaden.

Glaser B. und Strauss A.: Betreuung von Sterbenden. Eine Orientierung für Ärzte, Pflegepersonal, Seelsorger und Angehörige. 2 Auflage 1995. Vandenhoeck & Ruprecht Verlag, Göttingen, Zürich.

Goldmann-Posch U. (1988): Wenn Mütter trauern. Erinnerungen an das verlorene Kind. Kindler Verlag, München.

Grollmann E. A. (1991): Mit Kindern über den Tod sprechen. Ein Ratgeber für Eltern. Christliche Verlagsanstalt, Konstanz.

Holle G. (2001): Homöopathie-Zeitschrift, Fachzeitschrift für Klassische Homöopathie des Homöopathie-Forums, Gauting.

Hospiz Österreich: Die letzten Schritte des Weges: Ansichten, Einsichten, Aussichten, Hospiz- und Palliativbetreuung in Österreich. Arbeitspapier.

Husebö S. und Klaschik E. (2003): Palliativmedizin, 3. Auflage, Springer Verlag, Wien, New

Jancke G. in Pleschberger S. et al (2002): Palliativpflege. Facultas Verlag, Wien.

Kasper M. und Kraut D. (2000): Atmung und Atemtherapie. Ein Praxishandbuch für Pflegende. Hans Huber Verlag, Bern.

Kasper W. u.a. (Hg.)(1993–2001): Lexikon für Theologie und Kirche. 11 Bde. 3. Aufl. Herder, Freiburg i.Br.

Kast V. (1982): Trauern, Phasen und Chancen des psychischen Prozesses, Kreuz Verlag, Berlin.

Kellnhauser E. et al (2004): Thiemes Pflege. 10. Auflage. Georg Thieme Verlag Stuttgart New York.

Kern M. in Metz C. et al (2002): Balsam für Leib und Seele. Lambertus Verlag, Freiburg.

Keville K. und Green M. (1999). Aromatherapie. Herder Verlag, Freiburg.

Knipping C. (2002) in C. Metz et al: Balsam für Leib und Seele. Pflege in Hospiz und Palliativer Betreuung. Lambertus Verlag, Freiburg.

Kostrzewa S. und Kutzner M. (2002): Was wir noch tun können, Hans Huber Verlag, Bern.

Kübler-Ross E. (2000): Kinder und Tod. Knaur-Verlag, München.

Lang H. und Faller H. (1998): Medizinische Psychologie und Soziologie. Springer Verlag, Berlin, Heidelberg.

Layer M. (2003): Praxishandbuch Rhythmische Einreibungen nach Wegman/Hauschka. Hans Huber Verlag, Bern.

Leakey R. (1981) in Nassehi A. und Weber G. (1989): Tod, Modernität und Gesellschaft. Entwurf einer Theorie der Todesverdrängung. Westdeutscher Verlag, Opladen.

Leist M. (1987): Kinder begegnen dem Tod. Verlagshaus Gerd Mohn, Gütersloh.

Lengauer J. (2002): Sterbekultur und Abschiedsrituale im Seniorenheim in Schloss Hall. http://predigten.at/palliative/kult.htm

Lett A. (2003): Reflexzonentherapie für Pflege- und Gesundheitsberufe. Hans Huber Verlag, Bern.

McCaffery (1997): Schmerz: Ein Handbuch für die Pflegepraxis. Ullstein Mosby Verlag, Wiesbaden.

Medicus E. in Zeitschrift der Tiroler Hospiz-Gemeinschaft „Sonnenblume" Nr. 3, November 2003.

Menche N. et al (2001): Pflege Heute. Urban & Fischer Verlag, München.

Metz Ch. und Heimerl K. in Pleschberger S. et al (2002): Palliativpflege. Grundlagen für Theorie und Praxis. Facultas Verlag, Wien.

Montagu A. (1997): Körperkontakt. Die Bedeutung der Haut für die Entwicklung des Menschen. 9. Auflage. Klett-Cotta Verlag, Stuttgart.

Nassehi A. und Weber G. (1989): Tod, Modernität und Gesellschaft. Entwurf einer Theorie der Todesverdrängung. Westdeutscher Verlag, Opladen.

Neuberger J. (1995): „Die Pflege Sterbender unterschiedlicher Glaubensrichtungen" Ullstein Mosby, Wiesbaden.

Niven N. und Robinson J. (2001): Psychologie für Pflegeberufe. Hans Huber Verlag, Bern.

Paul C. (2001): Neue Wege in der Trauer- und Sterbebegleitung, Hintergründe und Erfahrungsberichte für die Praxis, Gütersloher Verlagshaus, Gütersloh.

Piaget J. (1978): Das Weltbild des Kindes. Stuttgart.

Plandor B. (2002) in Pleschberger S. et al: Palliativpflege. Grundlagen für Praxis und Unterricht. Facultas –Verlag, Wien.

Pleschberger S. et al (2002): Palliativpflege.. Facultas Verlag, Wien.

Pleschberger S. in Metz Ch. et al (2002): Balsam für Leib und Seele. Lambertus Verlag, Freiburg.

Price S. und Price L. (2003): Aromatherapie. Praxishandbuch für Pflege- und Gesundheitsberufe. Hans Huber Verlag, Bern

Reichenpfader P. (2003): Terminale Atemnot. Ärztemagazin Juli 2003.

Renz M. (2000): Zeugnisse Sterbender. Todesnähe als Wandlung und letzte Reifung. Verlag Junfermann, Paderborn.

Rest F.H.O. (1995): Leben und Sterben in Begleitung. Vier Hospize in Nordrhein-Westfalen. Münster.

Rinpoche S. (2003): Das tibetische Buch vom Leben und Sterben. Ein Schlüssel zum tieferen Verständnis von Leben und Tod. Scherz Verlag, Bern.

Saunders C. (1993): Hospiz und Begleitung im Schmerz. Wie wir sinnlose Apparatmedizin und einsames Sterben vermeiden können. Herder Verlag, Freiburg, Basel, Wien.

Schmidbauer W. (1993): Hilflose Helfer. Über die seelische Problematik der helfenden Berufe. Rowohlt Verlag, Reinbek bei Hamburg.

Schmitz-Scherzer R. (1992): Altern und Sterben, Sterbebegleitung, Sterben im Krankenhaus, Sterbehilfe und Hospizbewegung. Sterben zu Hause. Die religiöse Dimension. Hans-Huber-Verlag, Bern.

Schoeps H. J. (1957): Die großen Religionen der Welt. Christentum, Judentum, Islam, Buddhismus, China, Hinduismus. Droemer, München.

Schulz von Thun F. (1981): Miteinander reden 1. Störungen und Klärungen. Allgemeine Psychologie der Kommunikation 1981. Bechtermünz Verlag, Augsburg.

Seel M. (1992): Die Pflege des Menschen. Brigitte Kunz Verlag, Hagen.

Seel M., Hurling E. (2001): Die Pflege des Menschen im Alter, Brigitte Kunz Verlag, Hagen.

Smeding R.: Das Loch, in das ich fiel, wurde zur Quelle, aus der ich lebe. Wege durch die Trauer. In: Daiker A. (2000): Selig sind die Trauernden, Trauer- und Gedenkgottesdienste, Schwabenverlag 2000, Ostfildern

Sorge M. in Metz C. et al (2002): Balsam für Leib und Seele. Lambertus Verlag, Freiburg.

Specht-Tomann M. und Tropper D. (1998): Zeit des Abschieds, Sterbe- und Trauerbegleitung. 3. Auflage. Patmos Verlag, Düsseldorf.

Stapel B. (2003): Palliative Care. Die letzten Lebenstage, Pflege in der Terminalphase. www.ahop.at

Stapel B. (2003): Palliative Care. Palliativmedizin (PAL) und Hospizbewegung, http://www.ahop.at/html/stapel2.pdf

Strege M.-A. und Busche A. (1999): Die Rolle der Sozialarbeiterin. In: J. C. Student: Das Hospizbuch. 4. Auflage. Reinhardt Verlag, München.

Student J. C. (1999): Das Hospizbuch. 4. Auflage, Freiburg.

Student J. C. (2004): Soziale Arbeit im Hospiz und Palliative Care. Reinhardt Verlag, München.

Thüler M. (1998): Wohltuende Wickel. Wickel und Kompressen in der Kranken- und Gesundheitspflege. Maya Thüler Verlag, Worb.

Van Schayck A. (2000): Ethisch handeln und entscheiden. Spielräume von Pflegenden und die Selbstbestimmung des Patienten. Kohlhammer Verlag, Stuttgart, Berlin, Köln.

Weissenberger-Leduc M. (2002): Handbuch der Palliativpflege. 3. Auflage, Springer Verlag, Wien, New York.

Willig W. und Kommerell T. (2001): Psychologie, Sozialmedizin, Rehabilitation. Selbstverlag Willig, Balingen.

Worden J. W. (1987): Beratung und Therapie in Trauerfällen. Ein Handbuch, Huber Verlag, Stuttgart.

Worden J. W. (1999):: Beratung und Therapie in Trauerfällen. Ein Handbuch. 2. erw. Auflage. Huber Verlag, Göttingen.

Zimbardo P. G. et al. (1999): Psychologie. 7. Auflage. Springer-Verlag Berlin, Heidelberg.

Kinderbücher zum Thema Sterben und Tod

Bauer J. (2001): Opas Engel. Carlsen Verlag, Hamburg.

Ellermann H. (1992): Der rote Faden. Lappan Verlag, Oldenburg.

Fried A. und Gleich J. (1997): Hat Opa einen Anzug an? Carl Hanser Verlag, München.

Oyen W. und Kaldhol M. (1987): Abschied von Rune. Ellermann Verlag, München.

Saalfrank H. und Goede E. (1998): Abschied von der kleinen Raupe. Echter Verlag, Würzburg.

Schindler R. (1981): Pele und das neue Leben. Eine Geschichte von Tod und Leben. Kaufmann Verlag, Lahr.

Sommer-Bodenburg A. und Khing T. T. (1989): Julia bei den Lebenslichtern. Bertelsmann Verlag, München.

Verrept P. (2000): Du fehlst mir. Gabriel Verlag, Wien.

Für ältere Kinder

Stalfelt P. (2001): Und was kommt dann. Das Kinderbuch vom Tod. Moritz Verlag, Frankfurt.

http://www.elternimnetz.de/cms/paracms.php?site_id=5&page_id=286#3

Register

A
Ablenkung 134
Absaugen 107
Abschied der Angehörigen 65 ff.
Abschied nehmen 14, 64 ff., 154, 173 f.
–, Pflegepersonen 67
Abschiedsrituale 68
Abschiedssituation gestalten 165
Aktive Sterbehilfe in Holland 179 f.
Aktive, direkte Sterbehilfe 178 f.
Aktive, indirekte Sterbehilfe 178
Akupressur 113, 142
Akupressurpunkt Neiguan 113
Akupunktur 142
Alltagsbedürfnisse 44 ff.
Altersgerechte Information 172 f.
Analgetika 136
Anblick, letzter 63
Angehörige 147 ff.
–, Begleitung von 147 ff.
Angst und Atemnot 104 f.
Ängste Angehöriger 148 f.
Ängste ausdrücken 50
Arbeitskreise, interdisziplinäre 96
Aromatherapie 143
Atemmuster 102
Atemnot 101 ff.
–, akute, Hilfe bei 106
–, Einschätzung 104
–, Linderung 105 f.
–, palliative Maßnahmen 103 ff.
–, Symptome 102
–, Therapie 102 ff.
Aufbahrungsmöglichkeiten 65
Aufklärung, schrittweise 86 f.
Aufklärungsgespräch 84 ff.
–, Anwesenheit 89 f.
–, Grundsätze 86 ff.
–, Rahmen 88
Aufnahmen 33
Auseinandersetzung mit Nähe und Distanz 93 f.
Ausgleich im Privatleben 92 ff.
Ausscheidung, regelrechte 46

B
Bedürfnisse
–, aufgrund veränderter Sinneswahrnehmungen 46 ff.
–, körperliche 44 ff.
–, seelische und spirituelle 50 ff.
–, Sterbender 44 ff.
Begräbnis 173 f.
Belastendes wahrnehmen 93
Berührung 47, 58, 76 ff.
–, Qualität 77
Berührungsängste 65 f.
Bestattung 59
Besuche, unerwünschte 45 f.
Betten Verstorbener 64
Bewusstheitskontexte 82 ff.
Bewusstseinstrübung 39
Beziehung Angehörige/Pflegepersonal 151 f.
Beziehung PatientIn/Angehörige 149 f.
Beziehungsebene 72
Bezugspersonen 147 ff.
Bildungsangebote, palliative 19
Biofeedback 133
Biologischer Tod 61
Buddhismus 54, 58
Burn-out-Syndrom 93, 95

C
Cheyne-Stokes-Atmung 39, 102
Christentum 52 f.
Co-Analgetika 137

D
Death rattle 107
Dehydrierung 101
Distanz, emotionale 93
Durchbruchschmerzen 136
Dyspnoe 101 ff.

E
Eigenverantwortliches Handeln 29 ff.
Entlassungen 33
Entspannung 133 f.
Erbrechen 109 ff.
–, Anamnese 110 f.
–, Einschätzung 111
–, Therapie 112
–, Ursachen 109 f.
Erinnerungen 66 f.
Ernährung 55
Error-Runde 34
Euthanasie 179

F
Familiengespräche 150
Fasten 55
Fäulnisprozesse 62

Fleischverzehr 55
Flüssigkeitsaufnahme 44 f.
Fortbildungen 95

G
Gate-Theorie 120 f.
Gebete 57, 66
Gefühle ausdrücken 50
Gegenstände, religiöse 57
Geruchssinn 48
Geschmackssinn 48
Geschwister 171
Gespräche, Vermitteln von 90
Gesprächsbereitschaft 172

H
Haltung
–, innere 62
–, persönliche 89
–, schonungslose 85
Helfersyndrom 94
Hinduismus 54, 57, 59
Hirntod 61
Homöopathie 142
Hören 49 f.
Hospizbewegung 16 ff.
–, geschichtliche Entwicklung 16
–, Haltung zur Sterbehilfe 180
–, in Österreich 18 ff.
–, internationale Entwicklung 18
–, moderne 16 f.
–, stationäre 20
Hospizstationen, Ausbaustand 20 ff.
Hospizteam 25
Hygiene 64

I
Identifikation mit Problemen 93 f.
Imagination 134
Inhaltsebene 72
Islam 53, 57, 59

J
Judentum 53, 58 59

K
Kälteanwendungen 131 f.
Kinder und Tod 167 ff.
Kinder, unheilbar kranke 174 f.
Klinischer Tod 60
Kommunikation 71 ff.
–, mit Sterbenden 75 ff.
–, horizontale 30
Kommunikationsgrundlagen 72 ff.
Kommunikationskanäle 72
KommunikationspartnerInnen 75
Kompressen 144

Konflikte in der Familie 150 f.
Körperpflege 56, 63
Kritik, konstruktive 30
Kübler-Ross, Elisabeth 17, 40

L
Lagerungen
–, bei Schmerz 132
–, entlastende 105 f.
–, eines Toten 58
Leben, Vorstellungen von Kindern 167 f.
Lebensdauer, zu erwartende 87
Leichenstarre 61
Letzte Dinge regeln 50
Liebe 50
Lippenpflege 98 ff.

M
Massagen 144
Mittagsbesprechung 33 f.
Moslems, siehe Islam
Motivation 94
Mundgeruch 100
Mundpflege 98 ff., 113
Musik 49
Musiktherapie 145

N
Nachricht, vier Seiten einer 73
Nahrungsaufnahme 44 f.
Neuropathische Schmerzen 120
Nicht-Opioid-Analgetika 136
Nonverbale Kommunikation 76 ff.
Nonverbale Reaktionen auf Berührungen 78 f.
Nozizeptorschmerzen 119

O
Opioide 136 ff.
–, Abhängigkeit 139
–, Applikationsarten 137
–, Nebenwirkungen 138 f.
Organisation von palliativen Einrichtungen 20

P
Palliativ- und Hospizeinrichtungen, Dachverband 19
Palliativbetten je Bundesland 22
Palliative Care 15 ff.
Palliativgesellschaft, österreichische 19
Palliativkonsiliardienst 25 f.
Palliativstationen, Ausbaustand 20 ff.
Palliativteam, mobiles 25
Passive Sterbehilfe 177 f.

Patientenverfügung 182 f.
Pflegepersonen
–, Haltung 60, 62
–, Trauer 164 f.
–, und Sterbehilfe 181
Physikalische Therapie 130 ff.
Placebo 129 f.
Professionelle Hilfe für Pflegepersonen 95
Psychohygiene 92 ff.

R

Ratingskalen 125
Raumgestaltung 64 f.
Recht auf Wahrheit 80
Reflexzonentherapie 142
Regeln 31
Reinigungsrituale 56 f.
Religiöse Begleitung Sterbender 51 ff.
–, sensible Bereiche 55 ff.
Renz, Monika 41
Resttrauer 158
Riten, religiöse 54
Rituale der Hinterbliebenen 59
Rückzug nach innen 38
Ruhebedürfnis 45

S

Sauerstoffzufuhr 103
Saunders, Cicley 17
Schamgefühl 56
Schluckunfähigkeit 100
Schmerzassessment 124 f.
Schmerzdimensionen 122 f.
Schmerzeinschätzung, individuelle 124
Schmerzen 118 ff.
–, akute 120
–, Beeinflussbarkeit 121 f.
–, chronische 120 f.
–, Einteilung 119 f.
–, und Lebensqualität 129
Schmerzerleben 119 ff.
Schmerzgedächtnis 120
Schmerzöl 143
Schmerzqualität 126
Schmerzschieber 126
Schmerztagebuch 127
Schmerztherapie
–, komplementäre Angebote 141 ff.
–, medikamentöse 135 ff.
–, ohne Medikamente 130 ff.
–, pflegerische Aufgaben 140 f.
Schmerztoleranz 121

Schnappatmung 39, 102
Schuldgefühle trauernder Kinder 170 f.
Sehen 48 f.
Sinn des Lebens 51
Sinneswahrnehmungen, veränderte 46 ff.
Sinnfragen stellen 50 f.
Smiley-Skalen 125
Somatische Schmerzen 119
Spirituelle Rituale 51
Sprache sterbender Menschen 75 f.
Spüllösungen 99 f.
Sterbehilfe 177 ff.
–, gesetzliche Lage 179 f.
Sterben
–, Definition 36
–, eines Kindes 167
–, Stadien 40 ff.
Sterbephasenmodell nach Kübler-Ross 40 f.
Sterbeprozess 36 ff.
Sterbeprozess von Monika Renz 41 f.
Strukturqualitätskriterien 23 ff.
Stufenschema der WHO 136
Suizid 81
Supervision 95
Symbole 76
Symptombehandlung 98
Symptomkontrolle 97 ff.

T

Tageshospiz 26
Tastsinn 47
Täuschung, wechselseitige 83
Team, interprofessionelles 28
Teamfähigkeit 32
Terminale Dehydration 101
Terminalphase 37
Tod
–, erste Erfahrung mit 169
–, in der heutigen Gesellschaft 13
–, in früheren Zeiten 11 ff.
–, Umgang mit 11 ff.
–, und Religion 51 ff.
Todeskonzepte von Kindern 168 f.
Todeszeichen, sichere und unsichere 60 ff.
Total pain 123
Totenflecke 61
Toter Körper, Umgang mit 58 f.
Transkutane elektrische Nervenstimulation 132

Trauer 59, 154 ff.
–, Auswirkungen auf die Familie 163
–, Phasenmodelle 156 f.
–, von Pflegepersonen 67, 164 f.
–, zielorientierte Modelle 157 f.
Trauerarbeit 156 ff.
Trauerbegleitung 164
Trauerbewältigung bei Kindern 171 f.
Trauermodelle 156 ff.
Trauerreaktionen
–, normale 158 f.
–, Risikofaktoren 161 f.
–, starke 160 ff.
–, und Todesumstände 162 f.
Trauerrituale 155, 173 f.
Trauerverarbeitung 163 f.
Trauerverhalten von Kindern 169 f.
Trockene Mundschleimhaut 98 ff.

U
Übel riechende Wunden 107 ff.
Übelkeit 109 ff.
–, Anamnese 110 f.
–, Therapie 112
–, Ursachen 109 f.
Überforderung Angehöriger 152
Umgang mit Trauer 155
Unruhe 113 ff.
Unterstützung, emotionale 87

V
Verlusterfahrungen 161
Verständigung, leichtere 88 f.
Verstorbene, Pflegemaßnahmen für 62 ff.
–, Umgang mit 60 ff.

Verwirrtheit 113, 115
Visuelle Analog-Skala 111, 125
Viszerale Schmerzen 120

W
Wahrheit am Krankenbett 79 ff.
–, Befürchtungen 81 f.
Wahrheit, Umgang mit der 89 f.
Wärmeanwendungen 130 f.
Wärmeempfinden 49
Waschungen, rituelle 58 f.
Wertschätzung 29
Wertvorstellungen, religiöse 60
Wickel 144
Wille von Sterbenden 178
Wirklichkeit, subjektive 79
Wissensstand im Betreuungsteam 84
Wohlbefinden 97
Wunden, ulzerierende 107 ff.
Wundversorgung 109
Wunsch nach Wahrheit 79 f.
Würgen 109

X
Xerostomie 98 ff.

Z
Zeit nehmen 66
Ziele, gemeinsame 31
Zuhören, aktives 74 f.
–, Techniken 75
Zurückhalten von Informationen 86
Zusammenarbeit
–, gute 29
–, Inhalt 32
–, interprofessionelle 26 ff.
Zuwendung, menschliche 50